Mémento des fiches de soins aides-soignantes

Nouveau programme de formation

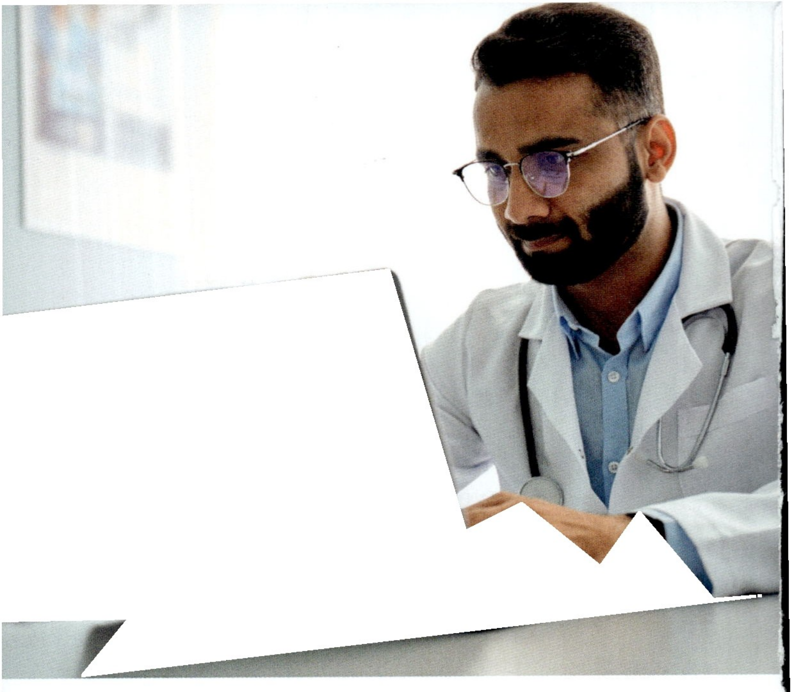

Mémento des fiches de soins aides-soignantes

Nouveau programme de formation

Alain Ramé – cadre de santé
IFAS Pitié-Salpêtrière

Elsevier Masson

ELSEVIER

Elsevier Masson SAS, 65, rue Camille-Desmoulins, 92442 Issy-les-Moulineaux cedex, France

Mémento des fiches de soins aides-soignantes. Nouveau programme de formation, d'Alain Ramé.

ISBN : 978-2-294-78545-0
e-ISBN : 978-2-294-78577-1

Table des matières

Remerciements

Je tiens particulièrement à remercier :

Ma famille : Stéphanie, Sébastien, Camille, Patrice, Anne, Yvette, Hugo, Clara et Marion.

Mes amis : Carine, Michel, Philippe, Patrice, Didier, Sylvie et Nora.

Merci pour leur soutien sans faille et leur patience à mon égard.

Une pensée pour nos proches disparus : à Jean mon père et à Anne la maman de Sébastien.

Abréviations

°C	Degré Celsius
AMM	Autorisation de mise sur le marché
ANAES	Agence nationale d'accréditation et d'évaluation en santé
BEU	Bilan électrolytique urinaire
BPCO	Bronchopneumopathie chronique obstructive
BPM	Battement par minute
CMV	Cytomégalovirus
CPM	Cycle par minute
DASRI	Déchets d'activité de soins à risque infectieux
DMA	Déchet ménager et assimilé
ECBU	Examen cytobactériologique des urines
EHPAD	Établissement d'hospitalisation pour personnes âgées dépendantes
EPS	Examen parasitologique des selles
EVA	Échelle visuelle analogique
EVS	Échelle verbale simple
FHA	Friction hydroalcoolique
IMC	Indice de masse corporelle
mmHg	Millimètre de mercure
OCPT	Objet coupant, piquant, tranchant
OMS	Organisation mondiale de la santé
SHA	Solution hydroalcoolique
SNG	Sonde nasogastrique
SSPI	Salle de surveillance postinterventionnelle
VVP	Voie veineuse périphérique

Introduction

Cet ouvrage a été conçu pour permettre, aux étudiants des professions paramédicales (aides-soignants, étudiants infirmiers) et aux soignants des services de soins, de faire le point sur les principales pratiques réalisées quotidiennement auprès d'un adulte hospitalisé.
Sa structure pédagogique, très visuelle, permet de suivre un soignant pas à pas dans la préparation du soin, sa mise en œuvre et sa transmission.
Une rubrique « prévention des risques » permet d'alerter les étudiants et les élèves (ou les soignants) sur les points de surveillance particulière d'un soin.
Un repère visuel permet de s'approprier plus rapidement les différents chapitres. Il se décline de la manière suivante pour chacune des fiches de soins :

 Définition ou objectifs du soin.

 Préalable au soin.

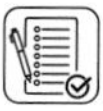 Préparation du matériel.

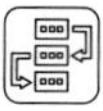 Déroulement du soin.

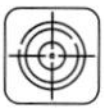 Focus.

 Transmission du soin.

 Prévention des risques.

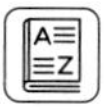 Vocabulaire médical.

Les apports visuels, en fin de chapitre, permettent de concrétiser les étapes principales et d'expliquer les techniques du soin.
Le chapitre « Focus » permet d'apporter des précisions sur le soin ou sur des points de surveillance particuliers.

Le format de l'ouvrage lui donne un aspect pratique que les élèves, les étudiants et les professionnels, pourront consulter plus facilement dans les services de soins.

L'auteur vous souhaite une agréable lecture et de faire vôtre cette citation de Léonard de Vinci :

« La rigueur vient toujours à bout de l'obstacle. »

Bloc 1

Compétences 1 et 2

Arrêté du 10 juin 2021 conduisant à l'obtention du diplôme d'État d'aide-soignant

Compétence 1

Accompagner les personnes dans les actes essentiels de la vie quotidienne et de la vie sociale, personnaliser cet accompagnement à partir de l'évaluation de leur situation personnelle et contextuelle et apporter les réajustements nécessaires.

Compétence 2

Identifier les situations à risque lors de l'accompagnement de la personne, mettre en œuvre les actions de prévention adéquates et les évaluer.

L'hygiène des mains

Définition

L'hygiène des mains, dans le domaine des soins, désigne une série de mesures qui sont appliquées à chaque activité soignante, et dont le but est d'éviter la transmission manuportée des micro-organismes pathogènes. Le rôle principal de l'hygiène des mains est d'assurer la détersion qui consiste à enlever les saletés se trouvant sur les mains, les graisses, les produits toxiques et les matières organiques. *C'est une mesure préventive dont les principales indications sont les suivantes.*

- Avant d'effectuer un soin à un malade.
- Avant d'effectuer un geste aseptique.
- Après un risque d'exposition à un liquide organique.
- Après avoir fait un soin à un malade.
- Après tout contact avec l'environnement du patient.

On distingue deux types d'hygiène des mains : le lavage simple des mains au savon doux et le lavage hygiénique des mains avec une solution hydroalcoolique (SHA).

Préalable à l'hygiène des mains

- Les blouses sont propres et à manches courtes, aucun vêtement civil ne dépasse de la blouse.
- Les mains et les avant-bras ne portent pas de bijou, de montre ou de bracelet.
- Les doigts ont les ongles courts, sans vernis et sans faux ongles.

Préparation du matériel

Voici le matériel nécessaire pour le lavage des mains au savon doux.

- Un lavabo avec un robinet à déclenchement automatique par infrarouge (ou avec un robinet à ouverture manuelle).
- Un porte-savon liquide mural (ou une bouteille individuelle) avec un pH neutre.
- Un distributeur mural avec des essuie-mains à usage unique.
- Une poubelle à ouverture aux pieds.

Pour le lavage hygiénique des mains : une solution hydroalcoolique (SHA).

Déroulement du soin

Lavage simple au savon doux : durée de la procédure 40 à 60 secondes.

- Ouvrir le robinet d'eau et mouiller les mains et les poignets abondamment.
- Prendre du savon liquide au niveau du distributeur mural et appliquer suffisamment le savon pour recouvrir toutes les surfaces des mains à laver et frictionner en respectant la technique suivante :
  - paume contre paume dans un mouvement de rotation,
  - dos de la main gauche avec un mouvement d'avant en arrière effectué par la paume de la main droite et vice versa,
  - dos des doigts dans la paume de la main opposée avec un mouvement d'aller-retour latéral,
  - pouce de la main gauche par rotation dans la main droite et vice versa,
  - pulpe des doigts de la main droite dans la paume de la main gauche et vice versa,
  - friction des poignets.
- Rincer les mains à l'eau du robinet.
- Sécher minutieusement les mains avec un essuie-mains à usage unique.
- Si le lavabo n'a pas de robinet à déclenchement automatique, se servir de l'essuie-mains pour fermer le robinet.
- Jeter l'essuie-mains usagé dans la poubelle avec pédale d'ouverture.

Focus

Le lavage des mains au savon doux permet d'éliminer les salissures de la surface des mains, mais il ne détruit pas les micro-organismes pathogènes.

La friction hydroalcoolique est un produit désinfectant (bactéricide). Il élimine une grande majorité de bactéries et de virus, mais il n'a pas de propriété détergente.

Apports visuels

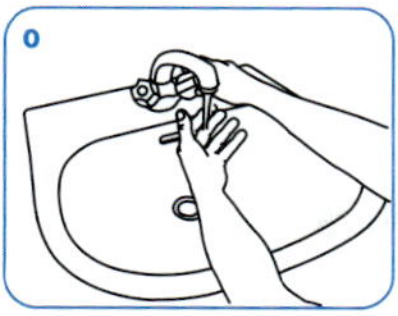

Mouiller les mains abondamment

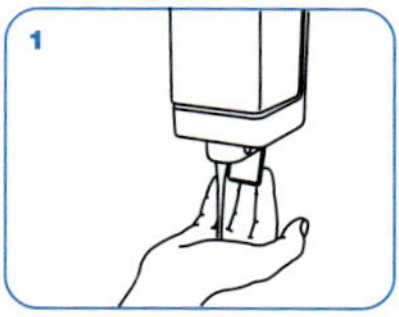

Appliquer suffisamment de savon pour recouvrir toutes les surfaces des mains et frictionner :

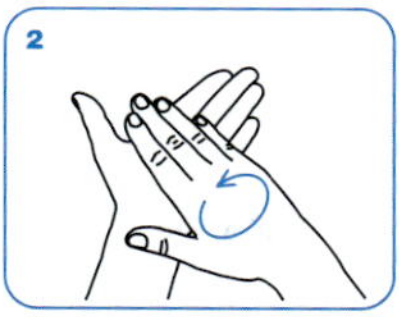

Paume contre paume par mouvement de rotation,

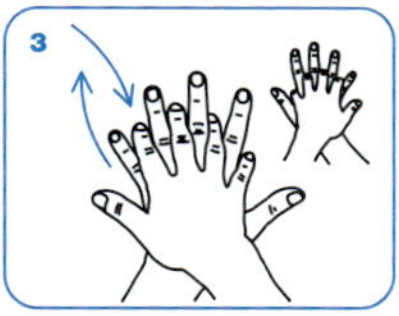

le dos de la main gauche avec un mouvement d'avant en arrière exercé par la paume droite, et vice et versa,

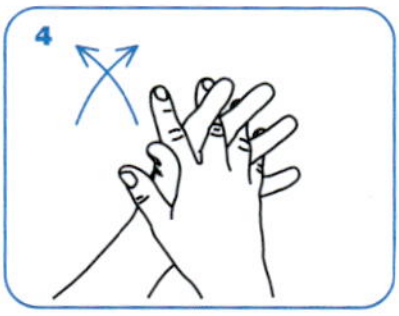

les espaces interdigitaux paume contre paume, doigts entrelacés, en exerçant un mouvement d'avant en arrière,

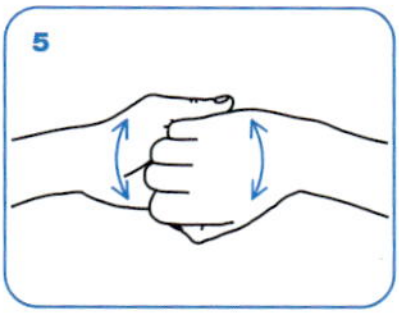

les dos des doigts en les tenant dans la paume des mains opposées avec un mouvement d'aller-retour latéral,

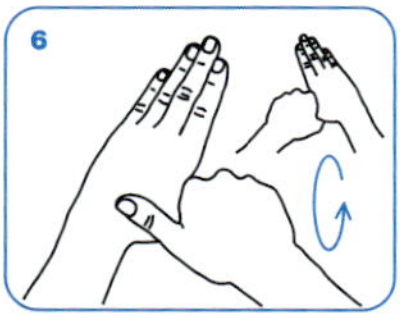

le pouce de la main gauche par rotation dans la paume refermée de la main droite, et vice et versa,

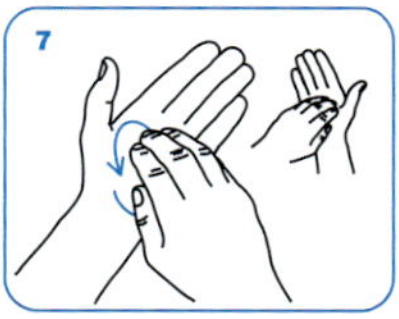

la pulpe des doigts de la main droite par rotation contre la paume de la main gauche, et vice et versa.

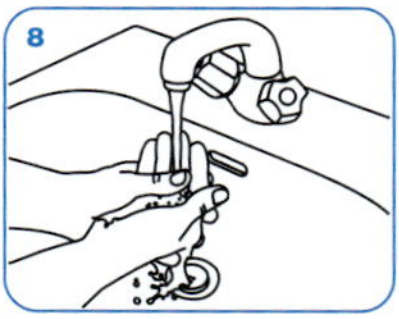

Rincer les mains à l'eau,

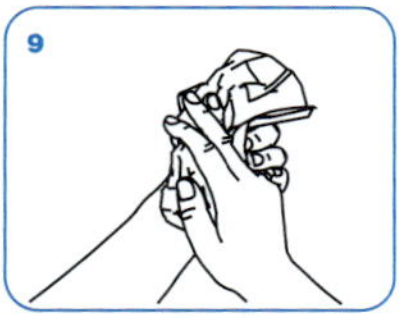

sécher soigneusement les mains avec une serviette à usage unique,

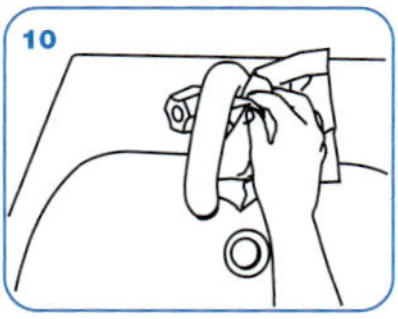

fermer le robinet à l'aide de la serviette.

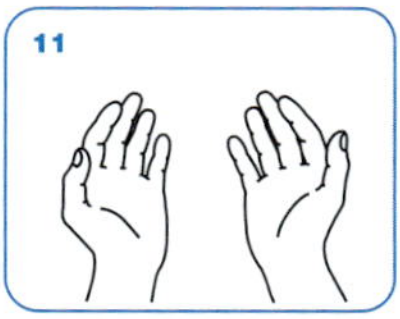

Les mains sont prêtes pour le soin.

Source : Reproduit avec l'autorisation de l'OMS, extrait de: WHO Hand Hygiene Poster © World Health Organization 2006. All rights reserved.

Déroulement du soin

Friction des mains avec une solution hydroalcoolique : durée de la procédure environ 30 à 40 secondes (jusqu'à ce que les mains soient sèches).

La friction hydroalcoolique ne peut être effectuée que sur des mains sèches, non souillées, ni poudrées, ni lésées et sur des mains qui n'ont pas été en contact avec des liquides biologiques. La SHA est bactéricide, pas nettoyante.

Prendre une pression de produit hydroalcoolique et recouvrir toutes les surfaces des mains à frictionner en respectant la technique suivante.

- Paume contre paume dans un mouvement de rotation.
- Dos de la main gauche avec un mouvement d'avant en arrière effectué par la paume de la main droite et vice versa.
- Dos des doigts dans la paume de la main opposée avec un mouvement d'aller-retour latéral.
- Pouce de la main gauche par rotation dans la main droite et vice versa.
- Pulpe des doigts de la main droite dans la paume de la main gauche et vice versa.
- Friction des poignets.

Une fois que les mains sont sèches, elles sont prêtes pour effectuer les soins.

Apports visuels

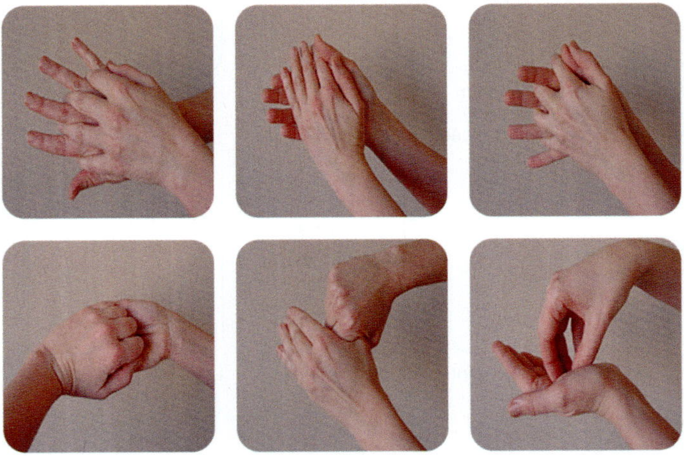

Source : 120 fiches pratiques aide-soignant : référentiel de compétences aides-soignantes 2021, 5e édition, 978-2-294-77791-2, Philippe Delpierre, Alain Ramé, 2022.

Aide à la toilette au lit

Définition

L'aide à la toilette au lit permet aux patients qui ne peuvent pas réaliser ce soin eux-mêmes de bénéficier d'un soin d'hygiène quotidien apportant propreté et bien-être. *Ce soin est indiqué pour certains patients.*

- Les malades asthéniques.
- Les malades douloureux.
- Les malades opérés récents (douleurs, fatigue).
- Les malades porteurs de matériel chirurgical (plâtres, broches, fixateurs externes).
- Les personnes âgées, partiellement dépendantes.

Préalable au soin

Prévenir la personne du soin à effectuer.
Évaluer si le soin peut être effectué par un seul soignant ou s'il nécessite la présence d'une seconde personne.
Évaluer le matériel d'hygiène que possède le malade afin de le compléter avec du matériel propre au service.
Programmer le soin en tenant compte des impératifs du service et du désir du malade : petit-déjeuner, consultations, rendez-vous, soins infirmiers.
Préparer le matériel de soins sur un chariot préalablement nettoyé et désinfecté selon le protocole du service.
Nettoyer et désinfecter l'environnement proche du malade et notamment les matériels qui serviront au soin : adaptable, fauteuil, chaise, barrières de protection, W-C et lavabo.
Vérifier les protections des malades incontinents.

Préparation du matériel

- Une cuvette propre.
- Deux gants et deux serviettes de toilette (utiliser ceux du malade, en cas d'impossibilité utiliser du matériel de toilette à usage unique).
- Du savon liquide (en privilégiant si possible celui du malade).
- Le matériel pour le brossage des dents.
- Le matériel pour le rasage (privilégier les rasoirs électriques).
- Trois paires de gants à usage unique.

- Un tablier de protection à usage unique (soin mouillant).
- Déodorant et parfum du patient.
- Une brosse ou un peigne à cheveux.
- Les affaires de corps propres du malade.
- Un corps gras pour réaliser les préventions d'escarre.
- Des essuie-mains de type Sopalin ou cellulose.
- Une solution hydroalcoolique.
- Un produit nettoyant-désinfectant en spray et des lingettes de ménage.
- Un sac pour le linge sale (le chariot de linge sale reste à la porte de la chambre).
- Un sac-poubelle propre.

Un matériel spécifique est nécessaire pour les patients incontinents.

- Du papier toilette pour essuyer les selles.
- Une protection anatomique propre et d'une taille adaptée à la morphologie de la personne.

Déroulement du soin

- Frapper à la porte et entrer à l'invitation du malade.
- Allumer le témoin de présence de la chambre pour signaler le soin en cours.
- Mettre le tablier de protection.
- Effectuer une friction hydroalcoolique des mains.
- Vérifier que la porte et la fenêtre de la chambre sont bien fermées.
- Installer un paravent si le soin se déroule dans une chambre à deux lits (prévention de la pudeur).
- Vérifier que les freins du lit sont bien bloqués.
- Revérifier la protection anatomique des patients incontinents, car si cette dernière est souillée, le soin débutera par une toilette intime.
- Mettre le lit tout soin à la hauteur de la hanche du soignant (si le soin s'effectue à deux soignants, le lit est positionné au niveau de la hanche du soignant le plus petit).
- Demander à la personne si elle désire aller aux toilettes, en cas de réponse positive lui proposer le bassin ou l'urinal selon les besoins à effectuer.
- Installer confortablement la personne dans son lit. Enlever et plier la couverture.
- Installer l'adaptable, préalablement nettoyé, à portée de main du soignant, positionner le sac-poubelle de la chambre au plus près du soin.
- Remplir la cuvette au lavabo de la salle de bains avec de l'eau chaude.

- Poser la cuvette sur l'adaptable et faire tester la température de l'eau au malade. Lui donner un essuie-mains.
- Installer le matériel autour de la cuvette : savon, gants et serviettes de toilette, corps gras pour la prévention d'escarre.
- Effectuer une friction hydroalcoolique des mains. *Le soin peut débuter.*
- Demander à la personne si elle désire du savon sur son gant pour effectuer la toilette du visage (certaines personnes n'en mettent pas). Mouiller le gant et le donner à la personne.
- Rincer le gant de toilette dans la cuvette.
- Donner la serviette de toilette pour que la personne essuie son visage.
- Baisser le drap de dessus jusqu'à l'abdomen.
- Si la personne en est capable, lui demander de faire la toilette de son thorax, de son abdomen et des membres supérieurs. Si la personne est trop fatiguée, c'est le soignant qui effectue le soin. Mouiller le gant, mettre le savon et réaliser la séquence de soin.
- Rincer, essuyer la personne avec la serviette de toilette.
- Demander à la personne de se mettre en position assise, si besoin en se tenant aux barrières de sécurité, et effectuer la toilette du dos. Si la personne ne peut se tenir en position assise, on passe à la toilette des jambes et la toilette du dos sera faite avant la toilette des fesses lorsque la personne sera latéralisée dans le lit (voir Focus).
- Essuyer le dos et effectuer une prévention d'escarre au niveau des omoplates et de la colonne vertébrale. S'essuyer les mains avec un essuie-mains.
- Habiller la personne avec un tee-shirt ou une veste de pyjama propre.
- Remonter le drap de dessus au niveau du thorax.
- Déborder le drap de dessus au niveau des jambes et remonter le drap jusqu'en haut des cuisses.
- Mouiller et savonner le gant de toilette et réaliser la toilette des jambes en commençant par la jambe la plus éloignée du soignant. Rincer et essuyer les jambes.
- Avant de repositionner la jambe sèche dans le lit, déborder le drap de dessous, le replier et poser la jambe sur ce dernier.
- Effectuer une prévention d'escarres au niveau des talons avec le corps gras.
- Essuyer les mains avec un essuie-mains et recouvrir les jambes avec le drap de dessus.
- Remonter les barrières de sécurité et aller changer l'eau de la cuvette au lavabo.
- Avant de continuer la toilette, faire tester la température de l'eau par la personne. Lui donner un essuie-mains.

- Demander à la personne de plier ses jambes et baisser le drap de dessus jusqu'au niveau des cuisses pour prévenir la pudeur (si un soignant ou une visite entre dans la chambre).
- Si la personne ne peut pas plier ses jambes, ou garder ses jambes pliées, descendre le drap de dessus jusqu'en haut des cuisses.
- Effectuer une friction hydroalcoolique des mains et enfiler une paire de gants à usage unique.
- À l'aide du second gant de toilette, mouillé et savonné, effectuer la toilette intime de la personne :
  - Pour une femme : pubis, plis de l'aine, grandes lèvres, petites lèvres et vestibule. Rinçage dans le même ordre. Essuyer avec la seconde serviette de toilette.
  - Pour un homme : pubis, plis de l'aine, bourses, décalottage de la verge. Rinçage dans le même ordre. Ne pas oublier de recalotter le gland après l'essuyage.
- Demander à la personne de se tourner dans le lit en s'aidant des barrières de sécurité.
- Mouiller et savonner le second gant et effectuer la toilette des fesses. Si présence de selles, essuyer avec le papier toilette (puis le jeter dans le sac-poubelle). Rincer. Essuyer les fesses avec la seconde serviette de toilette.
- Ôter et jeter les gants à usage unique dans le sac-poubelle. Faire une friction hydroalcoolique des mains (attendre que les mains soient sèches).
- Effectuer une prévention d'escarre au niveau du sacrum avec le corps gras.
- Essuyer les mains avec un essuie-mains.
- Si la personne est incontinente, mettre une protection anatomique propre.
- Remettre la personne sur le dos et finir de l'habiller avant de lui proposer de se mettre au fauteuil (sauf en cas de contre-indications médicales). Si la personne ne peut pas être mise au fauteuil après la toilette, prévoir le linge de lit dans la préparation du matériel et effectuer une réfection du lit avec des draps propres.
- *Si la personne est porteuse de bas de contention, ces derniers doivent être mis avant de lever la personne.*
- Remettre le lit en position basse.
- Une fois que la personne est installée confortablement au fauteuil, effectuer la réfection du lit (voir fiche 4).
- Débarrasser et nettoyer l'adaptable avant de le positionner devant la personne assise au fauteuil.
- Ôter et jeter les gants à usage unique et le tablier de protection dans le sac-poubelle, puis fermer le sac. Mettre un sac propre dans la poubelle de la chambre.
- Effectuer une friction hydroalcoolique des mains.
- Mettre la sonnette d'appel, la télécommande, la carafe d'eau et le verre, ainsi que les affaires personnelles sur l'adaptable.

- Vérifier que la personne n'a besoin de rien, qu'elle est installée en toute sécurité.
- Éteindre le témoin de présence de la chambre.
- Dans le couloir, mettre le linge sale dans le chariot de linge.
- Évacuer le sac-poubelle dans la filière DMA (déchets ménagers et assimilés).
- Nettoyer et désinfecter le chariot de soins et la cuvette (friction hydroalcoolique et gants de protection à usage unique). Ranger le matériel de soins dans un local propre.
- Effectuer un lavage des mains au savon doux.
- Faire une transmission orale du soin à l'infirmier et par écrit dans le dossier de soins : fiche d'activités de soins et transmission ciblée si besoin.

Focus

Si la personne n'a pas pu se tenir en position assise pour faire la toilette du dos, le soin se déroule de la manière suivante après la toilette des jambes.

- Effectuer une friction hydroalcoolique des mains.
- Mettre une paire de gants à usage unique.
- Effectuer la toilette intime de la personne (gant et serviette de toilette n° 2).
- Ôter et jeter les gants à usage unique dans le sac-poubelle.
- Changer l'eau de la cuvette. Nettoyer et désinfecter cette dernière. Mettre de l'eau chaude dans la cuvette. Faire tester la température de l'eau par la personne. Lui donner un essuie-mains.
- Latéraliser la personne sur un côté du lit en lui demandant de se tenir aux barrières.
- Effectuer la toilette du dos (gant et serviette de toilette n° 1).
- Faire une prévention d'escarre au niveau des omoplates et de la colonne vertébrale.
- Essuyer les mains avec un essuie-mains.
- Effectuer une friction hydroalcoolique des mains.
- Mettre une paire de gants à usage unique.
- Faire la toilette des fesses (gant et serviette de toilette n° 2).
- Ôter et jeter les gants à usage unique dans le sac-poubelle.
- Faire une prévention d'escarre au niveau du sacrum.
- Mettre une protection anatomique propre pour les personnes incontinentes.

Faire la toilette du dos après celle du thorax permet d'économiser une paire de gants à usage unique et nécessite moins de frictions hydroalcooliques des mains. Le changement d'eau après la toilette intime n'est pas nécessaire.

De plus, la personne étant partiellement habillée après la toilette du thorax, elle aura moins froid pour le reste du soin.
Si le lit est souillé par des liquides biologiques, la personne ne pourra pas être réinstallée dans un lit visuellement propre. On procédera donc comme indiqué précédemment.
Le brossage des dents est réalisé à la fin de la toilette, lorsque la personne est installée au fauteuil, ou après le petit déjeuner si tel est son désir. Pour les messieurs, le rasage est effectué avant la toilette du visage.

Transmission du soin

- Signaler le type de soin réalisé (aide à la toilette au lit) et indiquer ce que la personne a pu faire et ce qui a été réalisé par le soignant. Signaler le brossage des dents effectué par la personne ou par le soignant et le rasage éventuel.
- Indiquer les progrès de la personne dans sa participation au soin ou au contraire les difficultés qu'elle a rencontrées.
- Indiquer les propos significatifs de la personne durant le soin : douleurs, inconforts, inquiétudes, demandes particulières.
- Signaler l'état de la peau et les préventions d'escarre effectuées.
- Indiquer l'installation au fauteuil en fin de soin.

Prévention des risques

Lors de l'aide à la toilette au lit, le respect de l'hygiène s'impose qu'elle concerne : l'hygiène des mains, l'hygiène de l'environnement de la personne malade ou le respect des règles d'hygiène durant l'exécution du soin.
Les points de sécurité à respecter lors du soin concernent en premier lieu l'hygiène des mains. Un soin ne débute qu'après avoir réalisé une friction hydroalcoolique des mains.
Chaque fois que le soignant est en contact avec des liquides biologiques ou des muqueuses durant le soin, il doit porter une paire de gants à usage unique (toilette intime, toilette du siège). Avant d'enfiler une paire de gants, le soignant doit effectuer une friction hydroalcoolique des mains. En fin de soin et avant de procéder aux transmissions, le soignant réalise un lavage des mains au savon doux.
Le second point à respecter est la sécurité, notamment en vérifiant que les freins du lit sont bloqués, en relevant les barrières de sécurité lorsque le soignant s'éloigne dans le cabinet de toilette pour remplir la cuvette d'eau et lors de la latéralisation de la personne pour la toilette du dos. Le lit est mis en position basse en fin de soin afin d'éviter les chutes lors de la mise au fauteuil.

Il est préférable que la mise au fauteuil de la personne s'effectue à deux soignants lorsque la manœuvre est risquée, lorsque la personne est porteuse de matériel médical (perfusion, sonde urinaire, sonde à oxygène) ou lorsque la personne est trop fatiguée, car il y a une majoration du risque de chute.
Une surveillance attentive permet de ne pas désadapter le matériel médical dont la personne est porteuse (perfusion, drains, sonde urinaire...).
La pudeur du malade est respectée tout au long du soin (risque psychologique).
L'effleurage systématique de tous les points d'appui durant la toilette permet d'éviter la survenue d'une escarre.
Il faut prendre des précautions lors du rasage et du coupage des ongles pour les personnes hémophiles, sous traitements anticoagulant ou pour les personnes diabétiques (risque hémorragique et risque d'infection en cas de plaie).
À la fin du soin, la sonnette d'appel doit être mise à portée de main de la personne.
Avant de quitter la chambre, le soignant s'assure que la personne est en sécurité et qu'elle n'a besoin de rien.
Les déchets de soins et le linge sale sont évacués en respectant les circuits propre-sale.
Le matériel ayant servi pour le soin (chariot de soins, cuvettes) est nettoyé et désinfecté en prévision d'un nouvel usage.
Les transmissions écrites et orales doivent être professionnelles, rigoureuses et doivent permettre d'assurer la continuité des soins.

Apports visuels

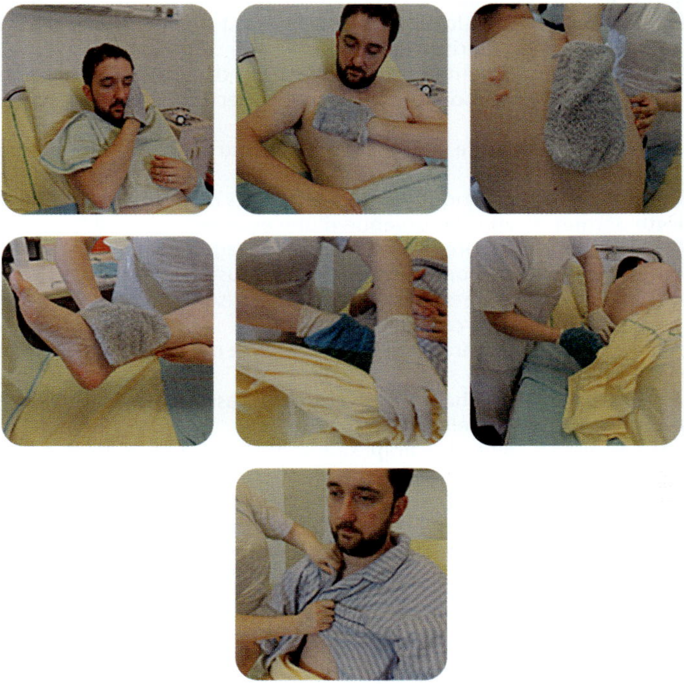

Source : 120 fiches pratiques aide-soignant. P. Delpierre, A. Ramé, 2022.

La toilette complète au lit

Définition

La toilette complète au lit est indiquée pour des patients qui ne peuvent pas effectuer leur soin d'hygiène seuls, soit parce qu'ils n'en ont pas la force (asthénie, douleurs) ou la possibilité (sédation, coma, démence, opérations chirurgicales récentes).
Dans la mesure du possible, même si le patient est dépendant, il faut lui laisser un peu d'autonomie sur ce qu'il peut faire seul (toilette du visage par exemple).
Le soin doit être ajusté à la personne soignée, après évaluation de ses besoins, afin de choisir la technique la mieux adaptée à l'état de santé du patient : le soin peut se réaliser au lit ou au chariot douche (voir fiche 5).
La toilette complète s'effectue à un ou deux soignants selon la difficulté du soin.

Préalable au soin

Prendre connaissance des transmissions antérieures concernant la pathologie, le soin et la participation de la personne.
Prévenir la personne du soin à effectuer.
Évaluer si le soin peut être effectué par un seul soignant ou s'il nécessite la présence d'une seconde personne.
Évaluer le matériel d'hygiène que possède le malade afin de le compléter avec du matériel propre au service.
Programmer le soin en tenant compte des impératifs du service et du désir du malade : avant ou après le petit-déjeuner, consultations, rendez-vous éventuels, soins infirmiers.
Préparer le matériel de soins sur un chariot préalablement nettoyé et désinfecté selon le protocole du service.
Nettoyer et désinfecter l'environnement proche du malade et notamment les matériels qui serviront au soin : adaptable, fauteuil, chaise, barrières de protection, W-C et lavabo.
Vérifier les protections des malades incontinents.

Préparation du matériel

- Une cuvette propre.
- Deux gants et deux serviettes de toilette (utiliser ceux du malade, en cas d'impossibilité utiliser du matériel de toilette à usage unique, notamment si la personne est incontinente).

- Du savon liquide (en privilégiant si possible celui du malade).
- Le matériel pour le brossage des dents.
- Le matériel pour le rasage pour les messieurs (privilégier les rasoirs électriques).
- Trois paires de gants à usage unique.
- Un tablier de protection à usage unique.
- Déodorant et parfum du patient.
- Une brosse ou un peigne à cheveux.
- Les affaires de corps propres du malade.
- Un corps gras pour réaliser les préventions d'escarre.
- Deux draps et deux alèses propres.
- Des essuie-mains de type Sopalin ou cellulose.
- Une solution hydroalcoolique.
- Un produit nettoyant-désinfectant en spray et des lingettes de ménage.
- Un sac pour le linge sale (le chariot de linge sale reste à la porte de la chambre).
- Un sac-poubelle propre.

Du matériel complémentaire est nécessaire pour les patients incontinents.

- Du papier toilette pour essuyer les selles.
- Une protection anatomique propre et d'une taille adaptée à la morphologie de la personne.

Déroulement du soin

- Frapper à la porte et entrer à l'invitation du malade.
- Allumer le témoin de présence de la chambre pour signaler le soin en cours.
- Mettre le tablier de protection.
- Effectuer une friction hydroalcoolique des mains.
- Vérifier que la porte et la fenêtre de la chambre sont bien fermées.
- Installer un paravent si le soin se déroule dans une chambre à deux lits (protection de la pudeur).
- Revérifier la protection anatomique des patients incontinents, car si cette dernière est souillée, le soin débutera par une toilette intime.
- Vérifier que les freins du lit sont bien bloqués.
- Mettre le lit tout soin à la hauteur de la hanche du soignant (si le soin s'effectue à deux soignants, le lit est positionné au niveau de la hanche du soignant le plus petit).
- Demander à la personne si elle désire aller aux toilettes, en cas de réponse positive lui proposer le bassin ou l'urinal selon les besoins à effectuer.

- Installer confortablement la personne dans son lit. Enlever et plier la couverture.
- Installer l'adaptable, préalablement nettoyé, à portée de main du soignant, positionner le sac-poubelle de la chambre au plus près du soin.
- Remplir la cuvette au lavabo de la salle de bains avec de l'eau chaude.
- Poser la cuvette sur l'adaptable et faire tester la température de l'eau au malade. Lui donner un essuie-mains.
- Installer le matériel autour de la cuvette : savon, gants et serviettes de toilette, corps gras pour la prévention d'escarre.
- Effectuer une friction hydroalcoolique des mains. *Le soin peut débuter.* Si la personne en a la possibilité physique ou psychologique, lui demander de faire sa toilette du visage. Dans le cas contraire, le soignant effectue l'ensemble de la toilette.
- Demander à la personne si elle désire du savon sur son gant pour effectuer la toilette du visage. Mouiller et savonner le gant et le donner à la personne.
- Rincer le gant de toilette dans la cuvette. Rincer le visage.
- Donner la serviette de toilette pour que la personne essuie son visage.
- Baisser le drap de dessus jusqu'à l'abdomen.
- Effectuer la toilette du thorax, de l'abdomen et des membres supérieurs. Mouiller et savonner le gant et réaliser la séquence de soin. Rincer dans le même ordre.
- Essuyer la personne avec la serviette de toilette.
- Si le soin s'effectue à deux soignants, demander au collègue de maintenir la personne en position assise afin de réaliser la toilette du dos. Si la personne ne peut se tenir en position assise, on passe à la toilette des jambes et la toilette du dos sera faite avant la toilette des fesses lorsque la personne sera latéralisée dans le lit.
- Mouiller et savonner le gant de toilette. Faire la toilette du dos. Rincer.
- Essuyer le dos avec la serviette de toilette et effectuer une prévention d'escarre au niveau des omoplates et de la colonne vertébrale. S'essuyer les mains avec un essuie-mains.
- Habiller la personne avec un tee-shirt ou une veste de pyjama propre.
- Remonter le drap de dessus au niveau du thorax.
- Déborder le drap de dessus au niveau des jambes et remonter le drap jusqu'en haut des cuisses.
- Mouiller et savonner le gant de toilette et réaliser la toilette des jambes en commençant par la jambe la plus éloignée du soignant. Rincer et essuyer les jambes.

- Avant de repositionner la jambe sèche dans le lit, déborder le drap de dessous, le replier et poser la jambe sur ce dernier.
- Effectuer une prévention d'escarres au niveau des talons avec le corps gras.
- Essuyer les mains avec un essuie-mains et recouvrir les jambes avec le drap de dessus.
- Remonter les barrières de sécurité et aller changer l'eau de la cuvette au lavabo.
- Avant de continuer la toilette, faire tester la température de l'eau par la personne. Lui donner un essuie-mains.
- Demander à la personne de plier ses jambes et baisser le drap de dessus jusqu'au niveau des cuisses pour prévenir la pudeur (si un soignant ou une visite entre dans la chambre).
- Si la personne ne peut pas plier ses jambes, ou garder ses jambes pliées, descendre le drap de dessus jusqu'en haut des cuisses.
- Effectuer une friction hydroalcoolique des mains et enfiler une paire de gants à usage unique.
- À l'aide du second gant de toilette, mouillé et savonné, effectuer la toilette intime de la personne :
  - pour une femme : pubis, plis de l'aine, grandes lèvres, petites lèvres, vestibule et périnée. Rinçage dans le même ordre. Essuyer avec la seconde serviette de toilette ;
  - pour un homme : pubis, plis de l'aine, bourses, décalottage de la verge et périnée. Rinçage dans le même ordre. Ne pas oublier de recalotter le gland après l'essuyage.
- Latéraliser la personne dans son lit en lui demandant de tenir les barrières de sécurité ou demander au second soignant de tenir la personne dans cette position.
- Mouiller et savonner le second gant et effectuer la toilette des fesses. Rincer. Essuyer les fesses avec la seconde serviette de toilette.
- Ôter et jeter les gants à usage unique dans le sac-poubelle. Faire une FHA.
- Effectuer une prévention d'escarre au niveau du sacrum avec le corps gras.
- Essuyer les mains avec un essuie-mains.
- Si la personne est incontinente, mettre une protection anatomique propre.
- Remettre la personne sur le dos et finir de l'habiller avant de la mettre au fauteuil si son état le permet et s'il n'y a de contre-indications médicales. Si la personne ne peut pas être mise au fauteuil après la toilette, on effectue une réfection du lit avec des draps propres (voir fiche 8).
- *Si la personne est porteuse de bas de contention, ces derniers doivent être mis avant de lever la personne.*
- En fin de soin, remettre le lit en position basse.

- Débarrasser et nettoyer l'adaptable avant de le positionner devant la personne assise au fauteuil ou en position assise dans son lit.
- Ôter et jeter les gants à usage unique et le tablier de protection dans le sac-poubelle, puis fermer le sac. Mettre un sac propre dans la poubelle de la chambre.
- Effectuer une friction hydroalcoolique des mains.
- Mettre la sonnette d'appel, la télécommande, la carafe d'eau et le verre, ainsi que les affaires personnelles sur l'adaptable.
- Vérifier que la personne n'a besoin de rien, qu'elle est installée en toute sécurité.
- Éteindre le témoin de présence de la chambre.
- Dans le couloir, mettre le linge sale dans le chariot de linge.
- Évacuer le sac-poubelle dans la filière DMA (déchets ménagers et assimilés).
- Nettoyer et désinfecter le chariot de soins et la cuvette (friction hydroalcoolique et gants de protection à usage unique). Ranger le matériel de soins dans un local propre.
- Effectuer un lavage des mains au savon doux.
- Faire une transmission orale du soin à l'infirmier et par écrit dans le dossier de soins : fiche d'activités de soins et transmission ciblée si besoin.

Focus

Si la personne n'a pas pu se tenir en position assise pour faire la toilette du dos, le soin se déroule de la manière suivante après la toilette des jambes.

- Effectuer une friction hydroalcoolique des mains.
- Mettre une paire de gants à usage unique.
- Effectuer la toilette intime de la personne (gant et serviette de toilette n° 2).
- Ôter et jeter les gants dans le sac-poubelle.
- Changer l'eau de la cuvette. Nettoyer et désinfecter cette dernière. Mettre de l'eau chaude dans la cuvette. Faire tester la température de l'eau par la personne.
- Latéraliser le malade sur un côté du lit en lui demandant de se tenir aux barrières ou demander au second soignant de tenir la personne dans cette position.
- Effectuer la toilette du dos (gant et serviette de toilette n° 1).
- Faire une prévention d'escarre au niveau des omoplates et de la colonne vertébrale.
- Essuyer les mains avec un essuie-mains.
- Effectuer une friction hydroalcoolique des mains.
- Mettre une paire de gants à usage unique.
- Faire la toilette des fesses (gant et serviette de toilette n° 2).
- Ôter et jeter les gants à usage unique dans le sac-poubelle.

- Faire une prévention d'escarre au niveau du sacrum.
- Mettre une protection anatomique propre pour les personnes incontinentes.

Le brossage des dents s'effectue à la fin du soin lorsque la personne est installée au fauteuil ou après le petit déjeuner si tel est le désir du malade. Le rasage est réalisé avant la toilette du visage.

Transmission du soin

- Signaler le type de soin réalisé (toilette complète au lit) et indiquer si la personne a pu ou non réaliser la toilette de son visage. Signaler le brossage des dents et le rasage éventuel.
- Indiquer les progrès de la personne dans sa participation au soin ou au contraire les difficultés qu'elle a rencontrées.
- Indiquer les propos significatifs de la personne durant le soin : douleurs, inconforts, inquiétudes, demandes particulières.
- Signaler l'état de la peau et les préventions d'escarres effectuées.
- Indiquer l'installation au fauteuil éventuelle.

Prévention des risques

Pour la réalisation d'une toilette complète au lit, les risques sont identiques à ceux décrits dans la fiche de soins précédente. Ils concernent le respect constant de l'hygiène des mains, de l'hygiène de l'environnement proche du malade et l'évacuation des déchets.
La sécurité doit être garantie tout au long du soin; freins du lit bloqués, barrières remontées en cas d'impossibilité de surveillance du soignant (changement de l'eau des cuvettes par exemple) ou lorsque la personne est latéralisée dans son lit. Le matériel médical dont le malade est éventuellement porteur est manipulé avec précaution : pas de traction, de coudure ou de désadaptation.
Les manipulations du lit au fauteuil se font en toute sécurité.
La pudeur de la personne est respectée tout au long du soin.
Il faut être attentif aux patients hémophiles, sous traitement anticoagulant et aux patients diabétiques concernant le rasage ou le coupage des ongles.

Apports visuels

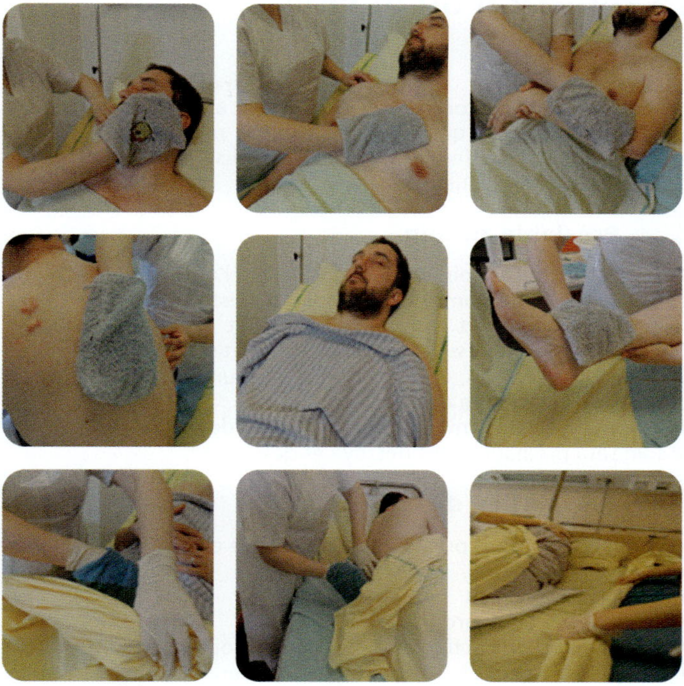

Source : 120 fiches pratiques aide-soignant. P. Delpierre, A. Ramé, 2022.

La réfection du lit vide

Définition

Le but du soin et de concourir à l'hygiène et au confort du patient en refaisant son lit quotidiennement, de préférence le matin, lorsque le malade effectue sa toilette, qu'il se repose au fauteuil ou lorsqu'il se rend à un examen.

Préalable au soin

Avant de réaliser le soin, le soignant vérifie l'état de la literie afin de prévoir le linge dont il aura besoin. Il n'est pas toujours nécessaire de refaire un lit entièrement, surtout s'il n'est pas souillé. Dans ce cas, les draps seront retendus et le lit sera refait.
Dans certains services, et en l'absence de souillure, seul le drap du dessous ou l'alèse sera changé.
Tout le matériel de l'environnement du malade qui sera utilisé pour le soin sera préalablement nettoyé et désinfecté.

Préparation du matériel

- Un chariot de soins préalablement nettoyé et désinfecté.
- Deux draps propres.
- Deux alèses propres.
- Une taie d'oreiller propre.
- Un tablier de protection à usage unique (soin mouillant).
- Une paire de gants à usage unique non stériles.
- Une lingette de ménage.
- Un produit nettoyant-désinfectant (type Surfanios®).
- Un sac pour le linge sale (le chariot de linge sale du service reste dans le couloir).
- Un sac-poubelle propre.

Déroulement du soin

Demander au malade de signaler quand il débute sa toilette, afin que les soignants puissent en profiter pour refaire le lit (de même si le malade est mis au fauteuil après un soin).
La fiche de soins concerne un changement complet des draps, des alèses et de la taie d'oreiller.

- Frapper à la porte et entrer à l'invitation du malade.
- Allumer le témoin de présence.
- Ouvrir la fenêtre pour aérer la chambre (si le patient est présent dans la chambre, s'assurer qu'il ne prenne pas froid).

- Contrôler la présence des freins.
- Positionner la hauteur du lit au niveau de la hanche du soignant.
- Mettre le tablier de protection.
- Effectuer une friction hydroalcoolique des mains.
- Enfiler la paire de gants à usage unique.
- Enlever et plier la couverture ou le couvre-lit, puis le mettre sur une chaise préalablement nettoyée, désinfectée et positionnée au pied du lit.
- Déborder les draps et les alèses.
- Retirer les draps, la taie d'oreiller et les alèses sales et les mettre dans le sac de linge sale.
- Poser l'oreiller au-dessus de la couverture (sur la chaise).
- Prendre la lingette de ménage et le produit nettoyant-désinfectant et *procéder au nettoyage du lit* (à chaque nouvelle surface, il faut prendre un côté de la lingette non encore utilisé).
  - Le tour de lit (barrières de sécurité comprises).
  - La potence.
  - Les barrières de protection.
  - Le matelas (sur le dessus et sur les côtés).
- Jeter la lingette dans le sac-poubelle.
- Ôter et jeter les gants de protection dans le sac-poubelle.
- Effectuer une hygiène des mains avec la solution hydroalcoolique.
- Refaire le lit avec le linge propre : drap de dessous, alèse, drap de dessus, couverture, alèse, taie d'oreiller.
- Faire les coins de lit « au carré ».
- Replier le drap de dessus et la couverture à la moitié du lit.
- Mettre le lit en position basse. Contrôler la présence des freins.
- Retirer et jeter le tablier de protection dans le sac-poubelle. Fermer le sac et mettre un sac-poubelle propre.
- Fermer la fenêtre.
- Éteindre le témoin de présence de la chambre.
- Évacuer les déchets dans la filière DMA (déchets ménagers et assimilés). Mettre le linge sale dans le chariot à la porte de la chambre en respectant le contenu des différents sacs (drap, alèses, petits linges).
- Nettoyer et ranger le matériel.
- Faire un lavage des mains au savon doux.
- Faire les transmissions oralement à l'infirmier et par écrit dans le dossier de soins.

Transmission du soin

- Signaler le type de soin réalisé : réfection du lit vide.
- Indiquer que l'ensemble du linge a été changé et que le lit a été nettoyé et désinfecté.
- Signaler d'éventuelles taches « suspectes » sur les draps (sang, urine, selle ou autres liquides biologiques).

Apports visuels

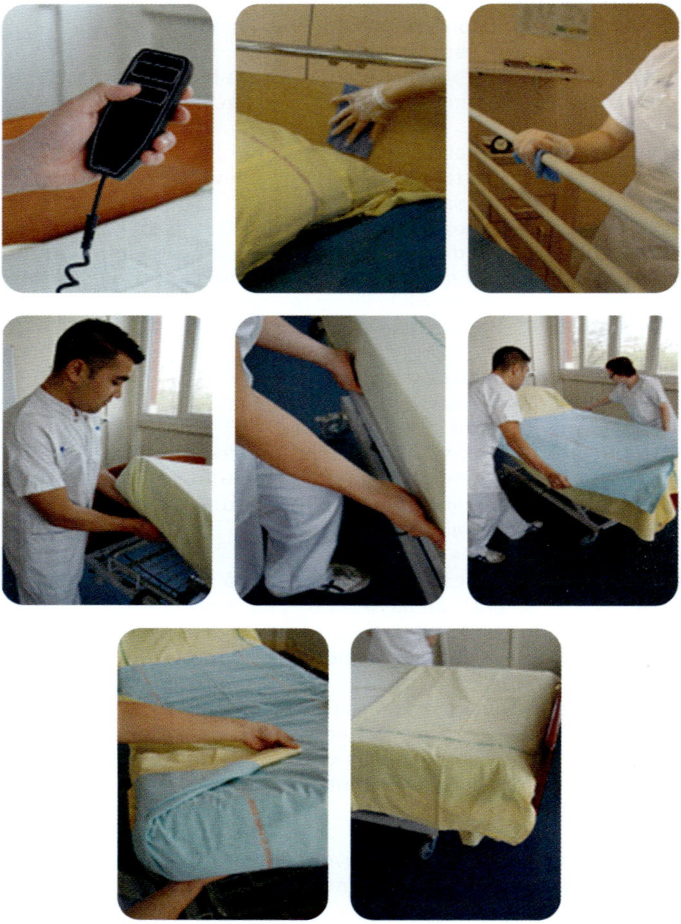

Source : 120 fiches pratiques aide-soignant. P. Delpierre, A. Ramé, 2022.

Toilette au chariot douche

Définition

Un chariot douche est un dispositif médical plastifié et mobile qui permet d'assurer la toilette, au moyen d'une douche, pour une personne qui reste allongée.
La toilette au chariot douche présente tous les avantages de la douche tout en assurant au malade une meilleure sécurité et un plus grand confort.
Les personnes concernées par la toilette complète au chariot douche sont celles qui sont très algiques, très asthéniques ou dépendantes et qui ont besoin d'effectuer une douche par rapport à leur hygiène corporelle, et pour lesquelles la douche en position debout ou assise est déconseillée ou interdite. Si l'état du malade le nécessite, le soin s'effectue à deux soignants (comme dans la situation décrite ci-après).

Préalable au soin

Avant d'emmener la personne avec le chariot douche dans la pièce où doit se dérouler le soin, il faut en assurer le nettoyage et la désinfection et vérifier que l'eau chaude fonctionne correctement (notamment dans certains établissements où la température de l'eau est difficile à obtenir pour les premières toilettes).
Vérifier que la température de la pièce est comprise entre 19 et 22 °C.
S'assurer que le chariot de soins puisse pénétrer dans la pièce, ou à défaut vérifier qu'il existe des emplacements dédiés pour poser les affaires nécessaires au soin.
Vérifier les affaires de toilette dont dispose le malade afin de les compléter avec du matériel propre au service.
Vérifier les protections des malades incontinents et, si cela est nécessaire, faire un change et une toilette au lit avant de mettre le patient sur le chariot douche.

Préparation du matériel

- Un chariot de soins, préalablement nettoyer et désinfecter.
- Un chariot douche, préalablement nettoyer et désinfecter.
- Deux gants et deux serviettes de toilette (utiliser ceux du malade, en cas d'impossibilité utiliser du matériel de toilette à usage unique, notamment si la personne est incontinente).

- Du savon liquide doux, un shampoing (en privilégiant les affaires personnelles du malade).
- Le matériel pour le brossage des dents.
- Le matériel pour le rasage pour les messieurs (privilégier les rasoirs électriques).
- Un sèche-cheveux.
- Deux paires de gants à usage unique.
- Un tablier de protection à usage unique.
- Des surchaussures (pour éviter de mouiller les chaussures du soignant).
- Déodorant, crème hydratante et parfum du patient.
- Une brosse ou un peigne à cheveux.
- Les affaires de corps propres du malade.
- Deux alèses (une pour protéger la pudeur, l'autre pour mettre la personne au sec).
- Un corps gras pour réaliser les préventions d'escarre.
- Des essuie-mains de type Sopalin ou cellulose.
- Une solution hydroalcoolique.
- Un produit nettoyant-désinfectant en spray et des lingettes de ménage.
- Un sac pour le linge sale (le chariot de linge sale reste à la porte de la chambre ou de la douche).
- Un sac-poubelle propre.

Du matériel complémentaire est nécessaire pour les patients incontinents.

- Du papier toilette pour essuyer les selles.
- Une protection anatomique propre et d'une taille adaptée à la morphologie de la personne.

Déroulement du soin

- Amener le chariot douche préalablement nettoyé et désinfecté dans la chambre de la personne.
- Frapper à la porte de la chambre et entrer à l'invitation du malade. Allumer le témoin de présence.
- Effectuer une friction hydroalcoolique des mains.
- Mettre le tablier de protection.
- Vérifier la protection des malades incontinents et, si présence de selles, effectuer une toilette intime au lit.
- Positionner le lit tout soin au niveau de la hanche du soignant le plus petit.
- Vérifier que les freins du lit sont bloqués.
- Installer un drap de glisse sous les fesses et le dos de la personne.
- Amener le chariot douche au bord du lit et bloquer les freins.

- À l'aide du drap de glisse, amener le patient sur le chariot douche (en l'absence de drap de glisse, on déborde le drap de dessous et on effectue le transfert grâce à lui). Si le patient est en surpoids, la présence de deux soignants est nécessaire pour assurer le transfert.
- Recouvrir le malade avec le drap de dessus du lit (pour les patients très frileux, on peut aussi rajouter une couverture).
- Amener la personne en chariot douche jusqu'à la salle de bains.
- Bloquer les freins du chariot douche.
- Positionner le chariot douche au niveau de la hanche du soignant le plus petit.
- Relever les barrières de protection de chaque côté du chariot.
- Positionner la poubelle au plus près du soin.
- Dévêtir entièrement la personne et recouvrir la partie intime avec une alèse (si la personne est pudique).
- Effectuer une friction hydroalcoolique des mains.
- À l'aide de la douchette, faire tester la température de l'eau au malade.
- Mouiller ensuite l'intégralité du corps, cheveux y compris.
- Procéder au shampoing. Rincer en évitant de mettre du shampoing dans les yeux de la personne.
- À l'aide du gant de toilette et du savon, savonner l'ensemble du corps : visage, cou, thorax, membres supérieurs, abdomen, membres inférieurs. Rincer.
- S'essuyer les mains avec un essuie-mains.
- Effectuer une friction hydroalcoolique et enfiler une paire de gants à usage unique.
- Effectuer la toilette intime (voir fiche 3, les étapes de la toilette intime pour l'homme et pour la femme). Rincer.
- Latéraliser la personne sur le côté en lui demandant de tenir les barrières du côté du second soignant et procéder à la toilette des fesses. Enlever et jeter les gants dans le sac-poubelle. Faire une FHA.
- Remettre la personne sur le dos. Mettre le chariot en légère déclivité pour évacuer l'eau vers le bas.
- Sécher la personne à l'aide de la serviette de toilette.
- Demander à la personne de se tourner sur le côté en se tenant aux barrières et essuyer le dos et les fesses. Effectuer un effleurage préventif d'escarre au niveau des points d'appui : omoplates, colonne vertébrale, coudes, sacrum et talons.
- Glisser une alèse sèche sous le dos de la personne.
- Mettre une protection anatomique propre pour les personnes incontinentes.
- Remettre la personne sur le dos et commencer l'habillage : tee-shirt, tricot de corps et sous-vêtements.

- Recouvrir la personne avec le drap de dessus (et éventuellement la couverture) et ramener sans perdre de temps la personne dans sa chambre.
- Dans la chambre, finir d'habiller la personne et l'installer au fauteuil.
- Si la personne en est capable, lui donner le matériel pour effectuer le brossage des dents et le coiffage (le rasage pour les hommes). Poser le matériel sur l'adaptable qui aura été préalablement nettoyé et désinfecté.
- Si la personne ne peut pas le faire, la fin de soin est assurée par les soignants.
- Débarrasser le matériel de soins. Nettoyer et désinfecter, puis mettre les affaires personnelles de la personne et la sonnette d'appel à portée de main sur l'adaptable.
- S'enquérir des besoins de la personne et après avoir vérifié qu'elle est en toute sécurité, retourner dans la salle de bains pour vider la poubelle et mettre un sac propre et assurer le bionettoyage de la pièce.
- Évacuer les déchets de soins dans la filière DMA (déchets ménagers et assimilés). Mettre le linge sale dans le chariot de linge.
- Effectuer un lavage des mains au savon doux.
- Effectuer les transmissions du soin, oralement à l'infirmier et par écrit dans le dossier de soins du malade (tableau d'activités de soins).

Focus

Dans l'organisation du service, pendant que la personne est dans la salle de bains pour sa toilette, un soignant viendra refaire le lit avec des draps propres et assurera le bionettoyage de l'environnement du malade : fauteuil, adaptable, repose-pieds, chaises, cabinet de toilette.

Transmission du soin

- Indiquer le type de soin réalisé : toilette complète ou partielle au chariot douche.
- Indiquer les attitudes de la personne durant le soin et son degré de participation.
- Détailler les interventions secondaires : prévention d'escarre, habillage, mise au fauteuil, brossage des dents, rasage éventuel, coiffage.
- Signaler l'état des téguments et la présence ou non de rougeur, de blessures ou d'irritations. Noter les préventions d'escarre effectuées sur les différents points d'appui.
- Signaler les propos significatifs de la personne durant le soin : douleurs, inconforts, préoccupations, inquiétudes.
- Indiquer la mise éventuelle au fauteuil en fin de soin.

Prévention des risques

Le risque majeur dans ce type de soin est la chute, que ce soit lors de l'installation du lit au chariot douche (le patient peut tomber entre le lit et le chariot si les freins ne sont pas bloqués ou s'il existe un espace trop important entre le lit et le chariot) ou lors de la latéralisation de la personne au chariot douche pour la toilette des fesses (pour les personnes en surpoids, il est préférable que le soin s'effectue à deux soignants. L'un d'entre eux se positionnera du côté du patient lorsqu'il se tournera sur le côté et empêchera ainsi le chariot de basculer).
L'hygiène et la pudeur doivent être respectées tout au long du soin.

Apports visuels

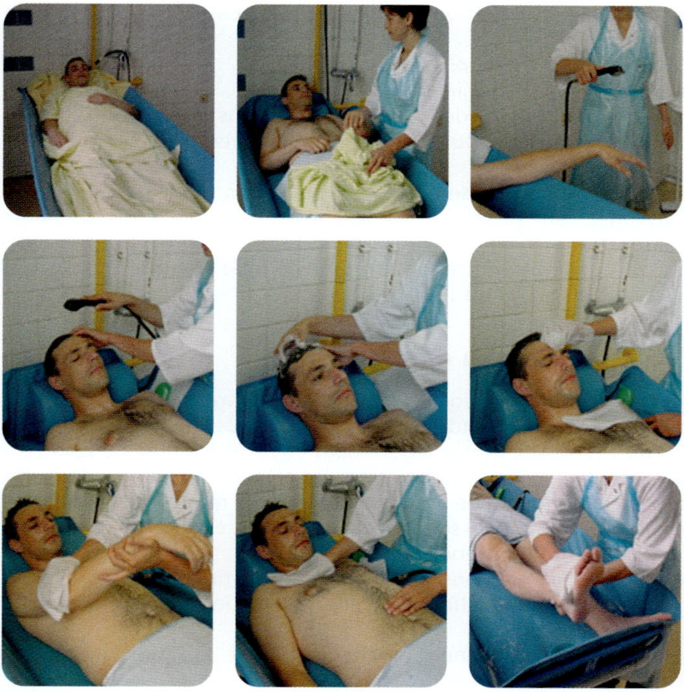

Source : 120 fiches pratiques aide-soignant. P. Delpierre, A. Ramé, 2022.

Fiche
6

Le shampoing au lit

Définition

Le shampoing au lit est un soin qui consiste à assurer la propreté des cheveux et du cuir chevelu. C'est un soin de confort et de bien-être pour la personne soignée. Ce soin est réservé aux personnes qui ont besoin d'une hygiène capillaire mais qui ne peuvent pas prendre de douche ou qui sont au repos strict au lit.

- Malades dépendants ou indépendants qui ont les cheveux sales.
- Malades qui transpirent beaucoup à cause d'une forte fièvre.
- Avant et après certains examens comme l'électroencéphalogramme.
- Avant une intervention chirurgicale au niveau de la tête (exemple craniotomie).

Dans certains cas, le soin est contre-indiqué.

- Les traumatisés crâniens.
- Les personnes avec des plaies ou des lésions au cuir chevelu.
- Les personnes souffrant de problèmes ou de douleurs cervicales.
- Les personnes présentant une altération de l'état général : dyspnée en position allongée, asthénie majeure, douleurs importantes.

En cas de contre-indication, on peut faire le soin du cuir chevelu avec une lotion ou un shampoing sec.

Préalable au soin

Avant de débuter le soin, il faut vérifier auprès de l'infirmier qu'il n'y a pas de contre-indications à la technique de soin : patient en décubitus dorsal, nuque légèrement en arrière, durée du soin.

Si le soin est validé, il faut vérifier les affaires de toilette dont dispose le malade afin de les compléter avec le matériel du service.

Prévenir le malade du soin qui va lui être fait et déterminer avec lui le meilleur moment pour le faire.

Vérifier les protections des malades incontinents et, si cela est nécessaire, faire un change et une toilette intime au lit avant de procéder au soin.

Nettoyer l'environnement proche du malade ainsi que l'adaptable avec le produit nettoyant-désinfectant.

Préparation du matériel

- Un chariot de soins préalablement nettoyé et désinfecté.
- Une alèse (pour mettre sous la tête du malade).
- Un bac à capiluve et une bassine pour le recueil de l'eau.
- Un gant et une serviette de toilette (utiliser ceux du malade, en cas d'impossibilité utiliser du matériel de toilette à usage unique).
- Un shampoing, un démêlant si besoin.
- Un broc propre réservé à cet usage.
- Un peigne ou une brosse à cheveux.
- Un sèche-cheveux (si la personne ou le service en possède un).
- Un miroir pour contrôler le résultat du soin.
- Un tablier de protection (soins mouillant).
- Une solution hydroalcoolique.
- Des essuie-mains de type Sopalin.
- Une paire de gants à usage unique non stériles.
- Une lingette de ménage et un produit nettoyant-désinfectant en spray (type Surfanios).
- Un sac-poubelle propre.
- Un sac pour le linge sale.

Précision : le bac à capiluve comprend un tuyau d'évacuation de l'eau qui se déverse de manière déclive dans une bassine qui sera positionnée à la tête du lit.

Déroulement du soin

- Frapper à la porte et entrer à l'invitation du malade.
- Allumer le témoin de présence.
- Mettre le tablier de protection.
- Faire une friction hydroalcoolique des mains.
- Vérifier que les freins du lit soient bien bloqués.
- Mettre le lit à la hauteur de la hanche du soignant.
- Baisser la tête du lit. Vérifier que le malade n'est pas incommodé par cette position.
- Enlever le traversin et l'oreiller.
- Mettre l'alèse de protection sous la tête du malade.
- Positionner le chariot de soins et la poubelle à portée de main du soignant.
- Remplir le broc dans la salle de bains avec de l'eau chaude. Le poser sur l'adaptable.
- Faire contrôler la température de l'eau par le malade. Lui donner un Sopalin pour qu'il s'essuie les mains.
- Positionner le capiluve sous la tête du malade. Vérifier que la position de celui-ci est confortable.
- Positionner la bassine du capiluve à la tête du lit. Positionner le tuyau d'évacuation dans la bassine.

- Effectuer une friction hydroalcoolique des mains. *Le soin peut débuter.*
- Mettre le gant de toilette sur les yeux du malade et mouiller les cheveux avec l'eau du broc.
- Appliquer le shampoing après l'avoir réchauffé dans le creux de la main.
- Masser le cuir chevelu avec la pulpe des doigts (jamais avec les ongles).
- Rincer abondamment avec l'eau du broc.
- Si les cheveux sont sales, recommencer l'opération.
- Mettre le tuyau d'évacuation et le capiluve dans la bassine.
- Soulever la tête du malade, prendre la serviette de toilette et la glisser sous la tête du patient. Reposer la tête sur la serviette.
- Si la personne le désire, appliquer un démêlant. S'essuyer les mains à l'aide du Sopalin. Le jeter dans le sac-poubelle.
- Essuyer le cuir chevelu à l'aide de la serviette de toilette. L'essuyage doit être efficace, mais effectué avec douceur.
- Si la personne, ou le service, dispose d'un sèche-cheveux, finir de sécher les cheveux.
- Enlever l'alèse positionnée sous la tête du malade. Remonter la tête de lit.
- Remettre le traversin et l'oreiller sous la tête du malade.
- Coiffer les cheveux selon les habitudes de la personne avec la brosse ou le peigne. Montrer le résultat obtenu à l'aide du miroir.
- Réinstaller le malade confortablement.
- Effectuer une friction hydroalcoolique des mains et mettre la paire de gants à usage unique.
- Nettoyer l'adaptable avec la chiffonnette de ménage et le produit nettoyant-désinfectant.
- Approcher l'adaptable près du patient et mettre ses affaires personnelles et la sonnette d'appel à portée de main.
- Vider la bassine du capiluve dans le cabinet de toilette et la positionner sur le chariot de soins.
- Enlever le tablier de protection et les gants et les jeter dans le sac-poubelle.
- Fermer le sac et mettre un sac-poubelle propre.
- Évacuer le linge sale dans le sac à linge.
- Éteindre le témoin de présence.
- Effectuer une friction hydroalcoolique des mains.
- Évacuer les déchets dans la filière DMA (déchets ménagers et assimilés) et le linge sale en respectant les circuits.
- Nettoyer et ranger le matériel.
- Effectuer une hygiène des mains au savon doux.
- Réaliser les transmissions oralement à l'infirmier et par écrit dans le dossier de soins (diagramme de tâches).

Transmission du soin

- Indiquer le type de soin réalisé : shampoing au lit.
- Noter l'état du cuir chevelu. Signaler toute anomalie à l'infirmier.
- Indiquer les attitudes de la personne durant le soin et son degré de participation.
- Signaler les propos significatifs du malade durant le soin : satisfaction, préoccupations, inconforts, douleurs, inquiétudes.

Prévention des risques

La personne doit être installée selon ses handicaps et ces derniers ne doivent pas être majorés par le positionnement dans le lit.
Prendre des précautions pour les personnes qui ont des problèmes respiratoires et qui ne peuvent pas rester longtemps en position allongée et la tête en arrière. Le chariot douche est une bonne alternative pour ces patients.
Il faut surveiller le malade tout au long du soin et interrompre ce dernier en cas de problèmes : douleurs cervicales, problème respiratoire, inconfort dû à la position.
Lorsque la personne n'est pas mobilisable et qu'elle ne peut pas avoir de shampoing au lit, à la douche ou au chariot-douche ; il existe des shampoings secs qui permettent d'apporter une solution lorsque les cheveux sont sales.

Apports visuels

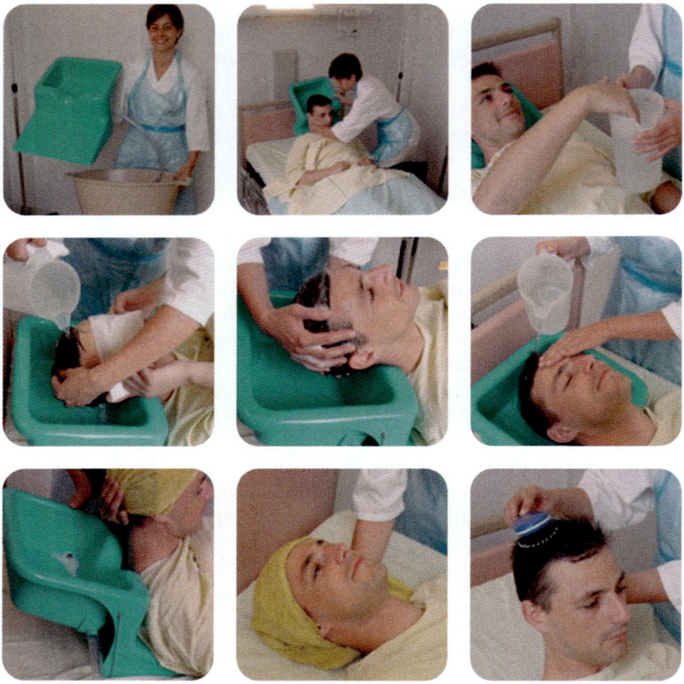

Source : 120 fiches pratiques aide-soignant. P. Delpierre, A. Ramé, 2022.

Le bain de pieds au fauteuil

Définition

Le bain de pieds au fauteuil est un soin d'hygiène qui contribue au bien-être et au confort du malade. Il répond au besoin d'être propre, soigner et protéger ses téguments. Il est réservé à des patients qui ne peuvent pas prendre de douche pour des raisons de sécurité (opérés récents, asthénie, douleurs importantes). Pour les patients fatigués, ce soin peut être réalisé au chariot douche (voir fiche 5). Le soin peut être réalisé pour des personnes qui ont les pieds sales ou qui désirent un soin de confort. Il peut enfin être effectué avant un examen (exemple phlébographie).

Le soin est contre-indiqué pour certains malades.

- Les patients présentant une thrombophlébite profonde des membres inférieurs (risque d'embolie par migration de l'embole).
- Les patients présentant des œdèmes, des plaies ou des lésions importantes au niveau des pieds.
- Les patients porteurs de pansement ou de plâtre pédieux.
- Les patients porteurs de broches orthopédiques au niveau des jambes.

Préalable au soin

Avant de débuter le soin, il faut vérifier auprès de l'infirmier qu'il n'y a pas de contre-indications à la technique de soin. Si le soin est validé, il faut vérifier les affaires de toilette dont dispose le malade afin de les compléter avec le matériel du service.

Vérifier les protections des malades incontinents et, si cela est nécessaire, faire un change et une toilette intime au lit avant de procéder au soin.

Prévenir le malade du soin qui va lui être fait et déterminer avec lui le meilleur moment pour le faire.

Nettoyer l'environnement proche du malade, ainsi que l'adaptable, avec le produit nettoyant-désinfectant.

Focus

Il faut prendre des précautions pour les patients porteurs de prothèses de hanches ou de genou, pour les patients diabétiques, pour les patients porteurs de bas de contention (pour ces derniers, le soin sera réalisé au lit avant de les lever).

Le coupage des ongles est normalement contre-indiqué pour les patients diabétiques, hémophiles, ou les patients sous traitements anticoagulants (toute lésion pouvant entraîner des complications : infection, saignements, retard dans la cicatrisation des plaies). Dans ce cas, le coupage des ongles sera réalisé par un professionnel en pédicurie.

Préparation du matériel

- Un chariot de soins préalablement nettoyé et désinfecté.
- Un bac à pédiluve ou une bassine suffisamment haute et large.
- Un broc propre dédié au soin.
- Une alèse en coton pour mettre sous les pieds du malade.
- Une alèse en coton pour préserver la pudeur du malade.
- Une alèse plastifiée (ou un sac-poubelle découpé).
- Du savon doux liquide.
- Un gant et une serviette de toilette. Privilégier les affaires personnelles du malade, en cas de problème, utiliser du matériel à usage unique.
- Un coupe-ongles et des compresses non stériles.
- Une solution hydroalcoolique.
- Une crème hydratante (si besoin : peau sèche).
- Des compresses non stériles.
- Un corps gras pour la prévention d'escarres (type Sanyrène®).
- Un tablier de protection adapté aux soins mouillants.
- Une paire de gants à usage unique non stériles.
- Des essuie-mains de type Sopalin.
- Une lingette de ménage, un produit nettoyant-désinfectant (type Surfanios®).
- Un sac-poubelle propre.
- Un sac pour le linge sale.

Déroulement du soin

- Frapper à la porte et entrer à l'invitation du malade.
- Allumer le témoin de présence.
- Faire une friction hydroalcoolique des mains.
- Mettre le tablier de protection.
- Vérifier que les freins du lit sont bien bloqués.
- Mettre le lit en position basse et aider le malade à se mettre au fauteuil.
- Installer la personne confortablement dans le fond du fauteuil, lui demander de lever les jambes, et enlever les chaussettes si besoin.
- Mettre l'alèse plastifiée, puis l'alèse en coton sous les pieds du patient.

- Remplir la bassine du pédiluve et le broc, dans la salle de bains, avec de l'eau chaude.
- Faire tester la température de l'eau au malade. Lui donner un Sopalin pour essuyer ses mains. Poser la bassine sur les alèses au sol et le broc sur le chariot de soins.
- Si la personne est porteuse d'un pantalon de pyjama, remonter ce dernier jusqu'aux genoux. Si la personne porte un slip ou une culotte, mettre une alèse sur ses cuisses afin de préserver sa pudeur.
- Si la température de l'eau convient au malade, mettre ses pieds à tremper dans la bassine pendant quelques minutes afin de décoller les peaux mortes.
- À l'aide du gant et du savon laver la jambe et le pied droit. Rincer.
- Sortir le pied de la bassine afin de le sécher avec la serviette de toilette et le poser ensuite sur l'alèse en coton.
- Procéder de la même manière avec le pied et la jambe gauche.
- Une fois les deux pieds propres, enlever la bassine et la mettre sur la partie inférieure du chariot de soins.
- À l'aide des compresses, sécher bien les espaces interdigitaux. Les jeter dans le sac-poubelle. Couper les ongles des malades qui en ont besoin en mettant les rognures dans une compresse (sauf contre-indications, voir la rubrique « Focus » de cette fiche).
- Faire un effleurage au niveau des talons avec le corps gras.
- S'essuyer les mains avec du Sopalin et remettre les chaussettes, puis les chaussons au malade.
- Mettre l'alèse coton dans le sac de linge sale et l'alèse plastifiée dans le sac-poubelle.
- Réinstaller le patient confortablement. Rapprocher l'adaptable et mettre les affaires personnelles et la sonnette d'appel à portée de main.
- Ôter le tablier de protection puis le mettre dans le sac-poubelle.
- Fermer le sac et mettre un sac-poubelle propre.
- Éteindre le témoin de présence.
- Effectuer une friction hydroalcoolique des mains.
- Évacuer les déchets dans la filière DMA (déchets ménagers et assimilés) et le linge sale en respectant les circuits.
- Réaliser un lavage des mains au savon doux.
- Effectuer les transmissions orales à l'infirmier et par écrit dans le dossier de soins (diagramme de soins).

Transmission du soin

- Indiquer le type de soin réalisé : bain de pieds au fauteuil.
- Noter l'état des téguments. Signaler toute anomalie à l'infirmier.
- Indiquer le ressenti du malade durant le soin. L'effleurage préventif d'escarre aux talons.

- Signaler les propos significatifs du malade durant le soin : satisfactions, préoccupations, inconforts, douleurs, inquiétudes.

Prévention des risques

Le soin doit être réalisé avec précaution pour les malades porteurs de prothèse de genoux et de hanches au moment où on lève la jambe pour la mettre dans la bassine. Il peut y avoir un risque de luxation de la prothèse.
L'autre risque relatif au soin est le coupage des ongles. Si ces derniers présentent une difficulté (ongles incarnés) ou si la personne est diabétique ou sous anticoagulant, le soin sera réalisé par un professionnel en pédicurie.

Apports visuels

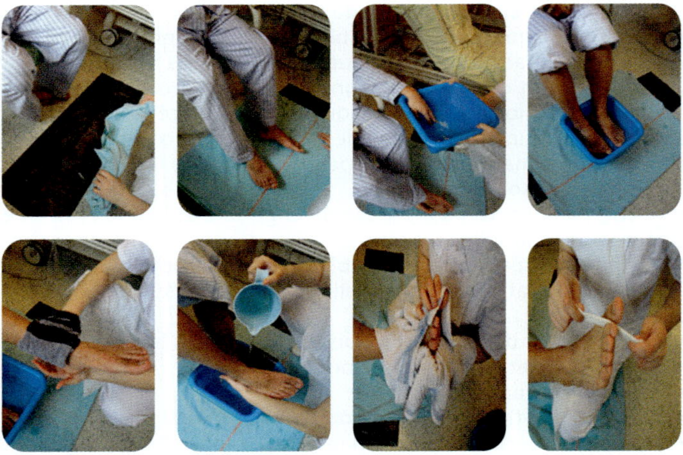

Source : 120 fiches pratiques aide-soignant. P. Delpierre, A. Ramé, 2022.

La réfection du lit occupé

Définition

La réfection du lit fait partie intégrante de la toilette. Une fois que la personne est lavée et habillée, elle doit être recouchée dans un lit confortable avec des draps propres.
Dans la plupart des situations, la personne est installée au fauteuil pendant que les soignants effectuent la réfection du lit vide. Ce soin s'adresse donc à des patients en repos strict, des opérés récents, des patients très douloureux, asthéniques ou en fin de vie pour qui la mise au fauteuil est contre-indiquée ou problématique.

Préalable au soin

Avant de débuter le soin, le soignant doit s'enquérir des transmissions antérieures dans le dossier de soins (diagramme de soins, transmissions ciblées) et se renseigner auprès de l'infirmier des consignes nécessaires à respecter concernant le soin. *Il doit en outre s'informer sur les points suivants.*

- La ou les pathologies du malade.
- Les consignes concernant la mobilisation et les risques éventuels.
- Les possibilités du malade à apporter de l'aide. S'il peut être mis en position allongée ou s'il doit rester en position demi-assise.
- Le positionnement du malade en fin de soin.
- La nécessité d'effectuer le soin seul ou à deux soignants.

Avant de commencer le soin, il faut nettoyer et désinfecter l'environnement proche du malade, ainsi que tout le matériel pouvant servir aux soins.

Préparation du matériel

- Un chariot ou un guéridon de soins préalablement nettoyé et désinfecté.
- Deux draps.
- Deux alèses.
- Une taie d'oreiller.
- Un tablier de protection adapté aux soins mouillants.
- Une paire de gants à usage unique non stériles.
- Une solution hydroalcoolique.
- Une lingette de ménage et un produit nettoyant-désinfectant en spray (type Surfanios).
- Un sac pour le linge sale.
- Un sac-poubelle propre.

Focus

En l'absence de sac pour mettre le linge sale, le soignant peut utiliser une alèse qu'il fixera au pied du lit pour servir de réceptacle au linge sale. Celui-ci ne doit jamais être mis sur le sol ou sur le chariot sans protection.
Si le malade a la possibilité de se tenir aux barrières lors des latéralisations, le soin peut s'effectuer à un seul soignant. Dans le cas contraire, il sera réalisé par deux soignants.
Le linge de lit n'est pas changé systématiquement tous les jours, on ne change que ce qui est sale. Donc avant de procéder au soin, vérifier le nombre de draps et d'alèses qui sera nécessaire.

Déroulement du soin

- Frapper à la porte et entrer à l'invitation du malade.
- Allumer le témoin de présence.
- Mettre le tablier de protection.
- Faire une friction hydroalcoolique des mains.
- Ouvrir la fenêtre pour aérer la chambre quelques instants, puis la refermer.
- Vérifier que les freins du lit sont bloqués.
- Positionner le lit au niveau de la hanche du soignant le plus petit (si le soin est réalisé par deux soignants).
- Effectuer une friction hydroalcoolique des mains.
- Mettre une paire de gants à usage unique.
- Plier la couverture et la mettre sur un support préalablement nettoyé et désinfecté (chaise, fauteuil).
- Déborder le drap de dessous et l'alèse sur les quatre côtés du lit.
- Enlever la taie d'oreiller sale et la mettre dans le sac de linge.
- Poser l'oreiller sur la couverture.
- Mettre la tête de lit en position allongée (sauf si le malade présente une contre-indication).
- Relever la barrière de sécurité du côté opposé au soignant.
- Demander au malade de se tourner sur ce côté et de se tenir à la barrière.
- Rouler le drap de dessous et l'alèse vers le dos du malade.
- À l'aide de la lingette de ménage et du produit nettoyant-désinfectant procéder au nettoyage du matelas sur toute la longueur ainsi que les barrières de sécurité. Poser la lingette sur le guéridon de soins.
- Bien tirer la housse du matelas pour retirer les plis.
- Laisser agir le produit quelques instants, puis positionner le drap de dessous et l'alèse propre dans le sens de la longueur. Border.
- Rouler la partie restante vers le dos du malade en prenant soin de ne pas toucher les draps sales.
- Relever la barrière de sécurité du côté du soignant, puis faire le tour du lit.

- Demander au malade de se retourner du côté opposé et de se tenir à la barrière.
- Baisser la barrière de sécurité du côté du soignant, puis ôter le drap et l'alèse sale et les mettre dans le sac à linge sale (ou dans l'alèse positionnée au pied du lit).
- Reprendre la lingette de ménage sur le guéridon, changer de face et appliquer le produit nettoyant-désinfectant, puis nettoyer le matelas sur toute la longueur du lit ainsi que les barrières de sécurité.
- Poser la lingette de ménage sur le guéridon.
- Laisser le produit agir quelques instants, puis tirer le drap et l'alèse propres vers le soignant. Border.
- Remettre le patient sur le dos, puis tirer les draps pour éviter les plis.
- Enlever le drap de dessus et le mettre dans le sac de linge sale. Mettre un drap propre.
- Remettre la couverture sur le lit. Mettre une alèse sur la couverture et border l'ensemble couverture-alèse au niveau du pied du lit.
- Faire un pli d'aisance pour éviter que la couverture comprime les orteils.
- Relever la tête du lit en position demi-assise.
- Reprendre la lingette de ménage sur le guéridon, changer de face et appliquer le produit nettoyant-désinfectant.
- Procéder au nettoyage de l'oreiller plastifié. Mettre une taie d'oreiller propre et la positionner sous la tête du malade.
- Ôter les gants à usage unique et le tablier de protection, puis les mettre dans le sac-poubelle. Fermer le sac-poubelle et remettre un sac propre.
- Effectuer une friction hydroalcoolique des mains.
- Positionner l'adaptable à côté du malade et mettre ses affaires personnelles et la sonnette d'appel à portée de main.
- Vérifier que le malade est bien installé. Mettre le lit en position basse.
- Éteindre le témoin de présence.
- Évacuer le sac-poubelle dans la filière DMA (déchets ménagers et assimilés) et le linge sale en respectant les circuits.
- Nettoyer et ranger le matériel.
- Effectuer un lavage des mains au savon doux.
- Faire les transmissions oralement à l'infirmier et par écrit dans le dossier de soins.

Transmission du soin

- Signaler le nombre de draps et d'alèses du lit qui a été changé.
- Signaler la présence de taches éventuelles sur ces derniers (sang, urines, selles, taches non identifiables).

- Signaler le nettoyage et la désinfection du matelas.
- Signaler les propos significatifs du malade durant le soin : satisfaction, préoccupations, inconforts, douleurs, inquiétudes. Ainsi que sa participation lors du soin.

Prévention des risques

Lors de la réfection du lit occupé par le malade, il faut prendre des précautions lors de la latéralisation du malade sur le côté, notamment lorsque la personne est porteuse de matériel médical (perfusion, sonde à oxygène, sonde urinaire, drains en aspiration...).
Lorsque la personne est sur le côté, vérifier que tout se déroule bien : absence de douleur, respiration normale, absence de traction sur le matériel de soin.
À la fin du soin, revérifier que les freins du lit sont bloqués et redescendre le lit en position basse.

Apports visuels

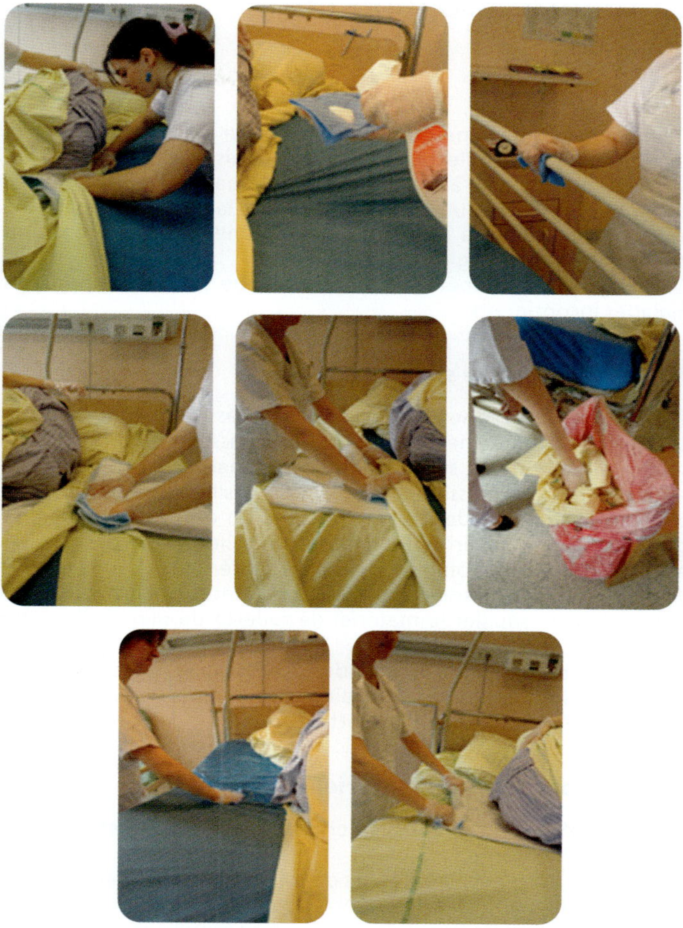

Source : 120 fiches pratiques aide-soignant. P. Delpierre, A. Ramé, 2022.

Fiche
9

La toilette urogénitale

Définition

C'est un soin d'hygiène qui est réalisé, pour l'homme et pour la femme, lors de la toilette quotidienne. Mais c'est également un soin qui sera effectué à chaque change des patients incontinents.
En plus de satisfaire au besoin de propreté, la toilette urogénitale a pour but d'éviter la macération des germes présents en grand nombre dans cette région du corps.
Ce soin doit être répété aussi souvent que nécessaire pour les malades incontinents.

Préalable au soin

Avant de débuter le soin, l'aide-soignant s'assure de l'absence de contre-indication à une installation sur le bassin (s'il décide d'utiliser cette méthode) et sur les capacités du malade a réalisé seul ce soin. Lors des transmissions, l'aide-soignant s'informe de l'absence d'infection urinaire, de lésions cutanées ou de toutes anomalies génito-urinaires. Il vérifie les affaires de toilette que possède de malade afin de les compléter avec du matériel du service. Dans l'exemple suivant, le soignant utilisera du matériel à usage unique pour éviter de souiller le matériel de toilette du malade (malade incontinent).
L'environnement proche du malade est nettoyé et désinfecté, ainsi que tous les matériels qui pourraient être utilisés pendant le soin (adaptable, chaise, fauteuil, cuvette).

Préparation du matériel

- Un chariot de soins préalablement nettoyé et désinfecté.
- Une cuvette propre.
- Deux serviettes et quatre gants de toilette à usage unique.
- Un savon doux.
- Un tablier de protection adapté aux soins mouillants.
- Une paire de gants à usage unique non stériles.
- Une solution hydroalcoolique.
- Une protection pour mettre sous le siège du malade.
- Un bassin de lit (pour la toilette intime des personnes en surpoids).
- Du papier toilette en cas de selles et du Sopalin.

- Un corps gras pour la prévention anti-escarre (de type Sanyrène).
- Une protection anatomique propre.
- Un drap et une alèse pour la literie si besoin.
- Une lingette de ménage et un produit nettoyant-désinfectant en spray (type Surfanios).
- Un sac-poubelle propre.

Déroulement du soin

- Frapper à la porte et entrer à l'invitation du malade.
- Allumer le témoin de présence.
- Mettre le tablier de protection.
- Faire une friction hydroalcoolique des mains.
- Ouvrir la fenêtre pour aérer la chambre quelques instants. Puis la refermer.
- Vérifier que les freins du lit sont bloqués.
- Positionner le lit au niveau de la hanche du soignant.
- Remplir la cuvette dans la salle de bains avec de l'eau chaude.
- Faire tester la température de l'eau au malade. Lui donner un Sopalin pour qu'il s'essuie la main.
- Poser la cuvette sur le chariot de soins.
- Positionner le sac-poubelle à portée de main.

La toilette urogénitale de la femme

- Effectuer une hygiène des mains avec la solution hydroalcoolique.
- Enfiler la paire de gants à usage unique.
- Défaire les attaches de la protection anatomique, tourner la patiente sur le côté et ôter les selles éventuelles à l'aide du papier toilette.
- Jeter la protection anatomique et le papier toilette dans le sac-poubelle.
- Glisser une protection sous le dos de la patiente.
- Procéder à la toilette du siège avec le gant de toilette jetable, de l'eau et du savon.
- Jeter le gant de toilette dans le sac-poubelle.
- Rincer avec le second gant de toilette et le jeter dans le sac-poubelle. Essuyer avec la serviette jetable puis la jeter dans le sac-poubelle.
- Effectuer un effleurage du sacrum avec le corps gras.
- Retourner la patiente sur le dos.
- Demander à la patiente de plier ses jambes et descendre le drap de dessus jusqu'à mi-cuisses.
- À l'aide du troisième gant de toilette jetable et du savon procéder à la toilette génitale en respectant les étapes suivantes : pubis, face interne des cuisses, plis inguinaux, grandes lèvres, petites lèvres, vestibule et périnée.

- Jeter le gant de toilette dans le sac-poubelle. À l'aide du quatrième gant de toilette jetable, rincer dans le même ordre. Jeter le gant de toilette dans le sac-poubelle.
- Sécher avec la seconde serviette de toilette jetable, puis la jeter dans le sac-poubelle.
- Ôter et jeter les gants de protection dans le sac-poubelle.
- Effectuer une hygiène des mains avec la solution hydroalcoolique.
- Retourner de nouveau la patiente sur le côté afin de mettre la protection anatomique propre. Faire une prévention anti-escarre au niveau du sacrum, avec le corps gras. Essuyer les mains avec un essuie-mains.
- Si le lit est souillé, profiter de la position pour changer l'alèse et le drap.
- Remettre la patiente sur le dos pour fixer correctement les quatre attaches de la protection anatomique.
- Installer confortablement la patiente. Tendre le drap de dessous pour enlever les plis.
- Positionner l'adaptable, les affaires personnelles et la sonnette d'appel à portée de main.
- Enlever le tablier de protection et le jeter dans le sac-poubelle. Fermer le sac-poubelle et mettre un sac propre.
- Effectuer une hygiène des mains avec la solution hydroalcoolique.
- Éteindre le témoin de présence.
- Évacuer les déchets dans la filière DMA (déchets ménagers et assimilés) et le linge sale en respectant les circuits.
- Nettoyer et ranger le matériel.
- Effectuer un lavage des mains au savon doux.
- Effectuer les transmissions oralement à l'infirmier et par écrit dans le dossier de soins.

La toilette urogénitale de l'homme

- Mettre un tablier de protection.
- Effectuer une hygiène des mains avec la solution hydroalcoolique.
- Enfiler la paire de gants à usage unique.
- Défaire les attaches de la protection anatomique, tourner le patient sur le côté et ôter les selles éventuelles à l'aide du papier toilette.
- Jeter la protection anatomique et le papier toilette dans le sac-poubelle.
- Glisser une protection sous le dos du patient.
- Procéder à la toilette du siège avec le gant de toilette jetable, de l'eau et du savon.
- Jeter le gant de toilette dans le sac-poubelle.
- Rincer avec le second gant et le jeter dans le sac-poubelle. Essuyer avec la serviette jetable puis la jeter dans le sac-poubelle.
- Effectuer un effleurage du sacrum avec le corps gras.
- Retourner le patient sur le dos.

- Demander au patient de plier ses jambes et descendre le drap de dessus jusqu'à mi-cuisses.
- À l'aide du troisième gant de toilette et du savon procéder à la toilette génitale en respectant les étapes suivantes : pubis, face interne des cuisses, plis inguinaux, bourses, verge préalablement décalottée et périnée.
- Jeter le gant de toilette dans le sac-poubelle. À l'aide du quatrième gant de toilette, rincer dans le même ordre. Jeter le gant de toilette dans le sac-poubelle.
- Sécher avec la seconde serviette de toilette jetable, puis la jeter dans le sac-poubelle.
- Ôter et jeter les gants de protection dans le sac-poubelle.
- Effectuer une hygiène des mains avec la solution hydroalcoolique.
- Retourner de nouveau le patient sur le côté afin de mettre la protection anatomique propre.
- Si le lit est souillé, profiter de la position pour changer l'alèse et le drap.
- Remettre le patient sur le dos pour fixer correctement les quatre attaches de la protection anatomique.
- Installer confortablement le patient. Tendre le drap de dessous pour enlever les plis.
- Positionner l'adaptable, les affaires personnelles et la sonnette d'appel à portée de main.
- Enlever le tablier de protection et le jeter dans le sac-poubelle. Fermer le sac-poubelle et mettre un sac propre.
- Effectuer une hygiène des mains avec la solution hydroalcoolique.
- Éteindre le témoin de présence.
- Évacuer les déchets dans la filière DMA et le linge sale en respectant les circuits.
- Nettoyer et ranger le matériel.
- Effectuer un lavage des mains au savon doux.
- Effectuer les transmissions oralement à l'infirmier et par écrit dans le dossier de soins.

Transmission du soin

- Signaler le soin effectué : toilette urogénitale.
- Signaler la présence d'urine et de selles dans la protection. Décrire l'aspect des selles : moulées, molles, liquides.
- Signaler l'état des téguments (absence ou présence de rougeur, de plaie) et la prévention d'escarre effectuée au niveau du sacrum avec un corps gras.
- Signaler les propos significatifs du malade durant le soin : satisfaction, préoccupations, inconforts, douleurs, inquiétudes. Ainsi que sa participation lors du soin.

Prévention des risques

Lors de la toilette urogénitale, deux risques éventuels sont à éviter : le non-respect de la pudeur (risque psychologique) et les fautes d'hygiène qui consisteraient à mettre en contact des germes fécaux avec la muqueuse de l'urètre (risque infectieux).
On respecte la pudeur en signalant qu'un soin est en cours grâce au témoin de présence et en protégeant le site du soin avec le drap de dessus.
Le risque de contamination est évité en effectuant des gestes rigoureux qui permettent de ne pas mettre en contact les selles et la muqueuse génitale. Le risque est plus important chez la femme que chez l'homme, car la muqueuse de l'urètre est plus proche du périnée et sa longueur est plus courte (3 à 4 cm) que l'urètre masculin (12 à 16 cm). Le risque de cystite est donc plus sérieux.

Apports visuels

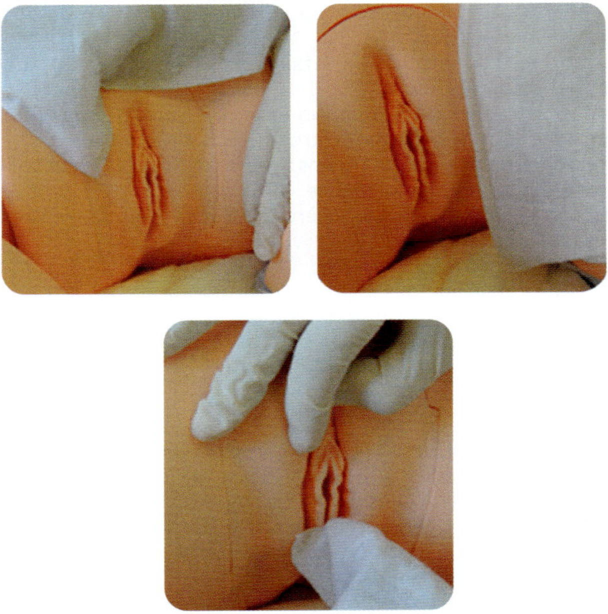

Source : 120 fiches pratiques aide-soignant. P. Delpierre, A. Ramé, 2022.

Toilette urogénitale des porteurs de sonde vésicale

Définition

La sonde vésicale à demeure est un tuyau souple stérile (en silicone ou en latex), munie d'un ballonnet gonflable. Elle est introduite dans l'urètre jusqu'à la vessie, afin de recueillir les urines d'un patient. Elle peut être mise en place de manière temporaire ou de façon plus prolongée.
La sonde vésicale s'adapte à un collecteur à urine stérile. C'est une poche en matière plastique d'environ 3 L munie d'un tuyau de drainage souple et d'un système antireflux empêchant le retour accidentel de l'urine dans la vessie.
La principale indication de la pose d'une sonde vésicale est la rétention aiguë d'urine. Elle peut également être mise en place lors d'une intervention chirurgicale, pour assurer le drainage et le contrôle des urines. L'incontinence urinaire n'est pas une indication à la pose d'une sonde vésicale à demeure, sauf dans certains cas très particuliers.

Focus

La pose de la sonde vésicale est un geste invasif à haut risque infectieux qui est réalisé par un infirmier ou par un médecin avec une asepsie rigoureuse. Toute la durée du drainage s'effectue en « système clos » pour minimiser le risque d'infection nosocomiale (les infections urinaires sont l'une des principales causes d'infection nosocomiale hospitalière).
Le nettoyage quotidien de la sonde vésicale à demeure est un soin qui est de la compétence de l'aide-soignant et qu'il effectue la plupart du temps lors des soins d'hygiène quotidiens, en collaboration avec l'infirmier.

Préalable au soin

Avant de réaliser le soin, l'aide-soignant prend connaissance des transmissions antérieures et des informations fournies par les autres soignants.
Avant de procéder au soin, il faut prévenir la personne et assurer le nettoyage et la désinfection de l'environnement proche du malade et notamment les éléments qui seront utilisés lors du soin ou après (adaptable, fauteuil, chaise…).

Préparation du matériel

- Un chariot de soins préalablement nettoyé et désinfecté.
- Une cuvette de toilette propre.
- Le matériel de toilette du malade : gants et serviettes de toilette.
- Un gant et une serviette de toilette à usage unique pour la toilette urogénitale.
- Un savon doux au pH neutre.
- Une protection (carré bleu).
- Deux paires de gants de protection à usage unique.
- Un tablier de protection.
- Une solution hydroalcoolique.
- Du Sopalin et du sparadrap hypoallergénique.
- Une lingette de ménage et un produit nettoyant-désinfectant (type Surfanios®).
- Un sac-poubelle propre.

Déroulement du soin

Le soin décrit ci-après concerne la toilette urogénitale d'un patient porteur d'une sonde vésicale à demeure lors d'une aide à la toilette quotidienne au lit.

- Allumer le témoin de présence de la chambre.
- Mettre le tablier de protection.
- Effectuer une hygiène des mains avec la solution hydroalcoolique.
- Installer l'environnement pour effectuer une aide à la toilette au lit.
- Remplir la cuvette avec de l'eau chaude (faire tester la température de l'eau au malade).
- Poser la cuvette sur l'adaptable, préalablement nettoyé et désinfecté.
- Contrôler la présence des freins sur le lit.
- Positionner le lit à la hauteur de la hanche du soignant.
- Installer confortablement le patient pour la toilette.
- Réaliser l'aide à la toilette en laissant le malade faire les parties du corps qu'il peut laver (respect de l'autonomie).
- Effectuer une hygiène hydroalcoolique des mains.
- Enfiler une paire de gants de protection à usage unique.
- Réaliser la toilette des fesses et la toilette urogénitale (voir fiche 9).
- Ôter et jeter les gants dans le sac-poubelle. Faire une friction hydroalcoolique des mains.
- Vider l'eau de la cuvette dans le cabinet de toilette, nettoyer et désinfecter la cuvette et la remplir de nouveau avec de l'eau tiède (faire tester la température de l'eau par le malade).
- Mettre une protection (carré bleu) au niveau urogénital.

- Avec le gant de toilette à usage unique et du savon doux, effectuer le nettoyage de la sonde, en partant du méat (2 cm en dessous) et en progressant le long de la sonde jusqu'à la connexion entre la sonde et le collecteur.
- Rincer en procédant de la même manière.
- Sécher minutieusement avec la serviette de toilette à usage unique.
- Jeter le gant et la serviette de toilette à usage unique dans le sac-poubelle.
- Si c'est un monsieur, vérifier que le gland est bien recalotté (risque de paraphimosis).
- Vérifier que le collecteur à urines est bien attaché à l'intérieur de la cuisse par un sparadrap hypoallergénique (si besoin, en mettre un).
- Vider la cuvette dans le cabinet de toilette. Nettoyer et désinfecter la cuvette.
- Finir l'aide à la toilette.
- Habiller le malade avec des vêtements propres.
- Nettoyer et désinfecter l'adaptable avec la lingette de ménage et le produit nettoyant-désinfectant.
- Ôter et jeter les gants et le tablier de protection dans le sac-poubelle. Fermer le sac et mettre un sac-poubelle propre.
- Effectuer une hygiène hydroalcoolique des mains.
- Mettre les affaires personnelles et la sonnette d'appel à portée des mains du malade.
- Vérifier que le malade est bien installé et qu'il n'a besoin de rien.
- Éteindre le témoin de présence de la chambre.
- Évacuer les déchets dans la filière DMA (déchets ménagers et assimilés).
- Nettoyer et ranger le matériel.
- Effectuer une hygiène des mains au savon doux.
- Faire la transmission du soin oralement à l'infirmier et par écrit dans le dossier de soins.

Prévention des risques

Les risques en lien avec la sonde vésicale à demeure sont principalement le risque infectieux (mauvaise asepsie lors de la pose ou lors des manipulations, non-respect du système clos) et le risque d'ablation accidentelle de la sonde à cause de gestes de soin non adaptés ou du fait du malade.

Des consignes sont à respecter.

- Le système clos entre la sonde et le collecteur ne doit jamais être rompu.
- Toutes les manipulations de la sonde vésicale s'effectuent avec des gants à usage unique (précédé d'une hygiène des mains rigoureuse).

- Aucune traction ne doit être réalisée sur la sonde vésicale (traction = irritation = infection). La poche de recueil des urines doit toujours être en déclive par rapport à la vessie.
- Le collecteur à urine ne doit jamais toucher le sol.
- Prendre des précautions lors de la latéralisation ou lors du lever des malades sondés afin de ne pas arracher la sonde (la poche de recueil est attachée au bord du lit par des crochets et on ne fait pas suivre la poche lors des mouvements du malade, la sonde peut être arrachée ou se désadapter).
- Le système de drainage doit toujours rester perméable (absence de coudure).
- En cas de rupture du système clos, ne jamais reconnecter la sonde et le collecteur, sans avoir réalisé une asepsie rigoureuse.

Apports visuels

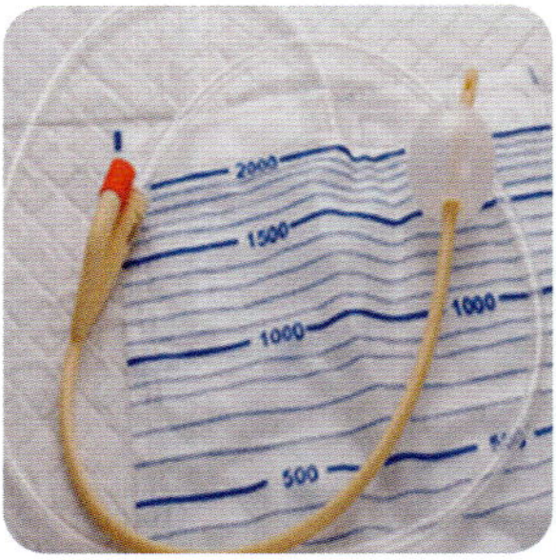

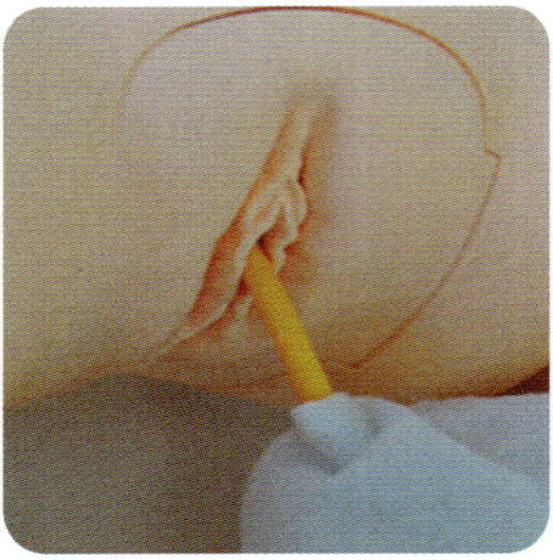

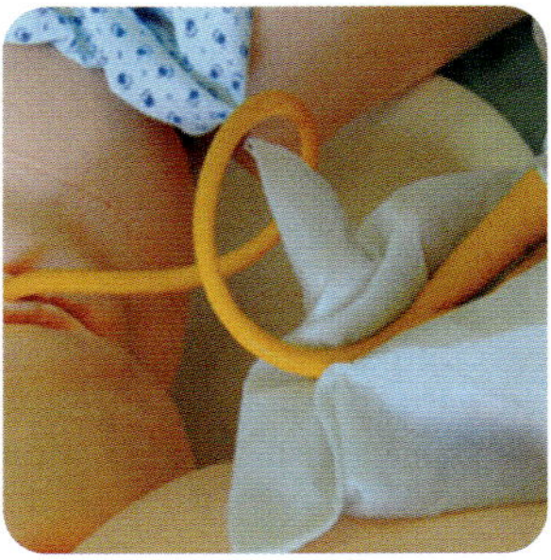

Source : 120 fiches pratiques aide-soignant. P. Delpierre, A. Ramé, 2022.

La pose d'une protection anatomique

Objectifs

La pose d'une protection anatomique absorbante poursuit plusieurs objectifs.

- Assurer le confort du malade incontinent.
- Maintenir la literie et les vêtements de la personne propres.
- Éviter, dans la mesure du possible, la survenue de problèmes cutanés liés à la macération.
- Évaluer la fonction urinaire et fécale.

L'incontinence, surtout lorsqu'elle est prise en charge précocement, n'est pas une fatalité. On peut, avec l'aide de l'équipe soignante, rééduquer partiellement ou totalement un patient ou un résident en l'emmenant à heure régulière aux toilettes, en répondant rapidement aux sonnettes d'appel et en le stimulant pour son élimination.

Focus

En fonction du problème d'incontinence et de la morphologie de la personne, on choisira le type et la taille du matériel de protection le plus approprié.

Du matériel est nécessaire pour les fuites occasionnelles.

- Alèses de protection (carré bleu absorbant).
- Culottes absorbantes.
- Protections périodiques maintenues par un slip filet.

Du matériel est nécessaire pour les fuites régulières.

- Protections adultes jour et nuit.
- Couches-culottes plastiques.
- Protections anatomiques (selles et urines) jour et nuit (c'est de ces dernières dont nous allons parler dans cette fiche de soins).

Préalable au soin

Avant de débuter le soin, le soignant se renseigne sur le type d'incontinence (urinaire et/ou fécale), sur le type de fuites (occasionnelles ou régulières) et sur la taille de la protection anatomique de la personne (XS, S, M, L, XL, XXL).

Le soignant passe dans la chambre du malade pour contrôler sa protection et pour vérifier le matériel de toilette dont il dispose, afin de le compléter avec le matériel de soin du service.

Il nettoie et désinfecte tout le matériel de l'environnement du malade qui sera utilisé durant le soin.

Préparation du matériel

- Un guéridon de soins nettoyé et désinfecté.
- Un tablier de protection (soin mouillant).
- Deux paires de gants à usage unique non stériles.
- Une cuvette propre.
- Deux gants de toilette jetables.
- Deux serviettes de toilette jetable.
- Un savon doux.
- Une protectection anatomique propre.
- Du papier toilette, des essuie-mains de type Sopalin.
- Une solution hydroalcoolique.
- Alèses et draps pour le change de la literie si besoin.
- Un corps gras pour la prévention des escarres (type Sanyrène®).
- Un sac-poubelle propre.
- Un sac pour mettre le linge sale.
- Une lingette de ménage et un produit nettoyant-désinfectant (type Surfanios®).

Déroulement du soin

- Frapper à la porte et entrer à l'invitation du malade.
- Allumer le témoin de présence.
- Mettre le tablier de protection.
- Faire une friction hydroalcoolique des mains.
- Ouvrir la fenêtre pour aérer la chambre quelques instants. Puis la refermer.
- Vérifier que les freins du lit sont bloqués.
- Positionner le lit au niveau de la hanche du soignant.
- Remplir la cuvette dans la salle de bains avec de l'eau chaude.
- Faire tester la température de l'eau au malade. Lui donner un Sopalin pour qu'il s'essuie la main.
- Poser la cuvette sur l'adaptable, préalablement nettoyé et désinfecté.
- Positionner le sac-poubelle à portée de main.
- Installer confortablement le patient dans une position qui permet de préserver sa pudeur.
- Défaire les attaches de la protection anatomique.
- Faire une friction hydroalcoolique des mains.
- Enfiler la paire de gants à usage unique.
- Replier la protection sous les fesses du malade.
- Procéder à la toilette intime (voir fiche 9) avec les gants de toilette jetables et le savon doux. Laver et rincer. Essuyer avec la ser-

viette de toilette jetable. Jeter le gant et la serviette de toilette dans le sac-poubelle.
- Demander à la personne de se tourner sur le côté en tenant la barrière de protection.
- Si présence de selles, les essuyer avec le papier toilette. Jeter le papier toilette dans le sac-poubelle.
- Replier la protection souillée sous les fesses du malade.
- Effectuer la toilette des fesses avec le second gant de toilette et le savon doux. Rincer, puis essuyer avec la seconde serviette de toilette à usage unique. Jeter le gant et la serviette de toilette, ainsi que les gants de protection dans le sac-poubelle.
- Effectuer un massage préventif au niveau du sacrum avec le corps gras. Essuyer les mains avec le Sopalin, puis remettre une protection propre.
- Remettre la personne sur le dos, positionner correctement la protection anatomique et fermer les attaches adhésives (celles du haut vers le bas et celles du bas vers le haut).
- Réinstaller confortablement la personne dans son lit.
- Réaliser une friction hydroalcoolique des mains.
- Si la literie est souillée, remettre une paire de gants à usage unique et effectuer le change de la literie avec des draps et des alèses propres (voir fiche 8). Mettre le linge sale dans le sac prévu à cet effet.
- À l'aide de la lingette et du produit nettoyant-désinfectant, réaliser la désinfection de l'adaptable.
- Ôter et jeter les gants, ainsi que le tablier de protection dans le sac-poubelle. Fermer le sac et le poser sur la partie basse du guéridon de soins. Mettre un sac-poubelle propre.
- Effectuer une friction hydroalcoolique des mains.
- Mettre sur l'adaptable les affaires personnelles du malade ainsi que la sonnette d'appel.
- Vider l'eau de la cuvette dans la salle de bain. Nettoyer et désinfecter la cuvette et la poser sur le guéridon de soins.
- Éteindre le témoin de présence.
- Évacuer les déchets et le linge sale en respectant les circuits propre-sale.
- Nettoyer et ranger le matériel de soins.
- Effectuer un lavage des mains au savon doux.
- Réaliser les transmissions oralement à l'infirmier et par écrit dans le dossier de soins.

Transmission du soin

- Signaler le soin effectué : change de protection et toilette intime.
- Signaler la présence d'urine et de selles dans la protection. Décrire l'aspect des selles : moulées, molles, liquides.

- Signaler l'état des téguments (absence ou présence de rougeur, de plaie) et la prévention d'escarre effectuée au niveau du sacrum avec un corps gras.
- Noter la taille de la protection anatomique posée.
- Signaler les propos significatifs du malade durant le soin : douleurs, inconforts…
- Noter le changement de la literie si cette dernière a été souillée.

Prévention des risques

Pour prévenir la pudeur, le soin est signalé par le témoin de présence. Les autres soignants ne doivent donc pas ouvrir la porte de la chambre tant que le soin n'est pas terminé. Le drap de dessus est laissé en place lors du soin et il est replié au niveau des cuisses du malade, jambes pliées, afin de protéger sa pudeur.
Le matériel de soin jetable employé pour le soin contribue au respect des règles d'hygiène. Il faut éviter de mettre en contact les selles de la personne avec la muqueuse urinaire (spécialement pour les femmes).
La sécurité est assurée grâce à la barrière de lit lors de la latéralisation de la personne pendant le soin.

Apports visuels

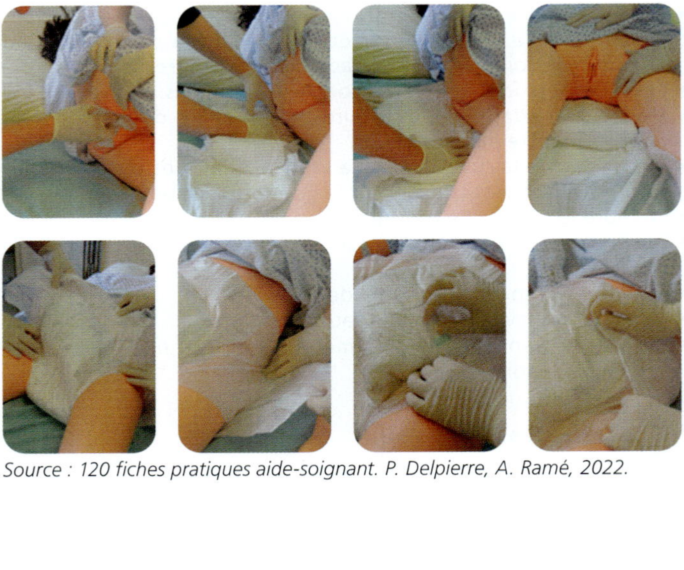

Source : 120 fiches pratiques aide-soignant. P. Delpierre, A. Ramé, 2022.

Aide à l'élimination urinaire et fécale

Objectif

L'objectif du soin est de permettre aux patients alités de pouvoir faire leurs besoins tout en restant couché, en préservant au maximum leur intimité et leur pudeur.
Les malades concernés sont des personnes asthéniques, douloureuses, en repos strict au lit (thrombophlébite, opération chirurgicale récente...) ou présentant un handicap physique pouvant entraîner un risque de chute (hémiplégique, personnes âgées dépendantes...).

Préalable au soin

L'environnement proche du malade est nettoyé et désinfecté avant la réalisation du soin.

Pose du bassin de lit (homme ou femme)

Préparation du matériel

- Un chariot de soins nettoyé et désinfecté.
- Un bassin propre identifié (réservé à l'usage de la personne).
- Un tablier de protection (soin mouillant).
- Deux paires de gants à usage unique non stériles.
- Une cuvette propre.
- Un gant de toilette jetable.
- Une serviette de toilette jetable.
- Un savon doux.
- Du papier toilette, des essuie-mains de type Sopalin.
- Une solution hydroalcoolique.

Déroulement du soin

- Frapper à la porte et entrer à l'invitation du malade.
- Allumer le témoin de présence.
- Mettre le tablier de protection.
- Faire une friction hydroalcoolique des mains.

- Vérifier que les freins du lit sont bloqués.
- Positionner le lit au niveau de la hanche du soignant.
- Mettre un paravent entre les lits si le soin se déroule dans une chambre double.
- Baisser le drap du dessus jusqu'à mi-cuisses.
- Aider la personne pour enlever sa culotte et/ou baisser son pantalon de pyjama.
- Demander à la personne de plier les jambes, de prendre appui sur ses talons et de soulever ses fesses.
- Glisser le bassin de lit sous les fesses de la personne, la partie plate du bassin au niveau des lombaires.
- Recouvrir la personne avec le drap de dessus.
- Mettre la sonnette d'appel à portée de main.
- Pendant que la personne fait ses besoins, remplir la cuvette avec de l'eau chaude et la poser sur l'adaptable, préalablement nettoyé et désinfecté. Faire tester la température de l'eau au malade et lui donner un Sopalin pour s'essuyer les mains.
- Laisser à la personne le temps de faire ses besoins (quitter la chambre pour les personnes gênées par une présence soignante).
- Lorsque la personne a terminé, elle appelle les soignants (sonnette d'appel).
- Effectuer une hygiène des mains avec une solution hydroalcoolique.
- Enfiler une paire de gants de protection à usage unique.
- Demander à la personne de plier ses jambes et ramener le drap de dessus au niveau des cuisses.
- Essuyer la personne avec du papier toilette dans le bassin.
- Faire une toilette intime avec un gant de toilette jetable et du savon doux. Rincer. Sécher avec la serviette de toilette à usage unique.
- Enlever le bassin en faisant attention de ne pas le renverser dans le lit. Le poser sur la partie inférieure du guéridon de soins. Si possible recouvrir avec un couvercle.
- Si le bassin ne contient que des urines, les vider dans le bocal à urines. Noter le volume.
- Ôter et jeter les gants et le tablier de protection dans le sac-poubelle. Fermer le sac-poubelle et mettre un sac propre.
- Effectuer un effleurage avec le corps gras au niveau du sacrum.
- Aider la personne à se rhabiller et à se réinstaller confortablement dans son lit.
- Vider la cuvette dans le cabinet de toilette. Nettoyer et désinfecter l'adaptable.
- Effectuer une friction hydroalcoolique des mains.
- Mettre les affaires personnelles et la sonnette d'appel à portée de main.
- Éteindre le témoin de présence.

- Mettre le bassin sale dans le lave-bassin. Évacuer les déchets dans la filière DMA (déchets ménagers et assimilés).
- Effectuer une hygiène des mains au savon doux.
- Transmettre le soin oralement à l'infirmier et par écrit dans le dossier de soins.

Focus

Pour les hommes, comme il n'est pas facile pour eux d'uriner dans le bassin, il est préférable de leur donner un urinal avant de les positionner sur ce dernier. Cela permet en outre de conserver les urines pour établir une diurèse ou pour effectuer un examen.

Apports visuels

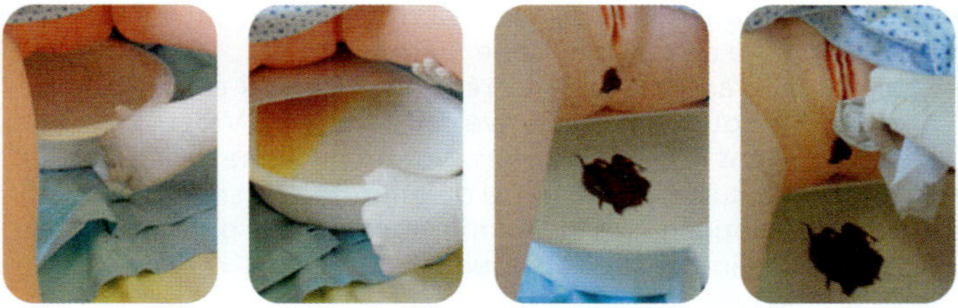

Source : 120 fiches pratiques aide-soignant. P. Delpierre, A. Ramé, 2022.

Pose de l'urinal

Préparation du matériel

- Un guéridon de soins, préalablement nettoyé et désinfecté.
- Un urinal propre identifié (réservé à l'usage de la personne).
- Un tablier de protection (soin mouillant).
- Une paire de gants à usage unique non stériles.
- Un carré de protection.
- Des essuie-mains de type Sopalin.
- Une solution hydroalcoolique.

Déroulement du soin

- Frapper à la porte et entrer à l'invitation du malade.
- Allumer le témoin de présence.
- Mettre le tablier de protection.
- Faire une friction hydroalcoolique des mains.

- Vérifier que les freins du lit sont bloqués.
- Positionner le lit au niveau de la hanche du soignant.
- Mettre un paravent entre les lits, si le soin se déroule dans une chambre double.
- Baisser le drap du dessus jusqu'à mi-cuisses.
- Demander à la personne de plier les jambes, de prendre appui sur ses talons et de soulever ses fesses.
- Glisser le carré de protection sous les fesses et les cuisses du malade.
- Aider le malade à baisser son pantalon de pyjama et/ou son slip.
- Mettre l'urinal entre les deux cuisses et aider le patient pour positionner sa verge à l'intérieur du dispositif.
- Recouvrir le malade avec le drap de dessus.
- Laisser la personne faire ses besoins.
- Mettre la sonnette à portée de main et demander au malade de vous appeler lorsqu'il aura fini d'uriner.
- À l'appel du patient, faire une friction hydroalcoolique des mains.
- Enfiler la paire de gants à usage unique.
- Soulever le drap de dessus et récupérer l'urinal en prenant des précautions pour ne pas le renverser dans le lit. Vider le contenu de l'urinal dans le bocal à urines. Noter le volume des urines.
- Poser l'urinal sur la partie basse du guéridon de soins.
- Donner du Sopalin à la personne pour qu'elle puisse s'essuyer. Jeter le Sopalin dans le sac-poubelle. Si besoin, refaire une toilette intime (voir fiche 9).
- Demander à la personne de soulever les fesses, retirer le carré de protection, le jeter dans le sac-poubelle.
- Ôter et jeter les gants et le tablier de protection dans le sac-poubelle. Fermer le sac-poubelle. Mettre un sac-poubelle propre.
- Aider la personne à se rhabiller. Installer la personne confortablement et mettre ses affaires personnelles et la sonnette d'appel à portée de main.
- Éteindre le témoin de présence.
- Mettre l'urinal sale dans le lave-bassin.
- Évacuer le sac-poubelle dans la filière DMA.
- Nettoyer et ranger le matériel.
- Effectuer un lavage des mains au savon doux.
- Transmettre le soin oralement à l'infirmier et par écrit dans le dossier de soins.

Focus

Ne pas laisser l'urinal entre les jambes du malade trop longtemps, car celui-ci va se remplir et risque de déborder dans le lit. Pour les personnes agitées ou peu coopérantes, on préférera poser un étui pénien pour recueillir les urines (voir fiche 34).

Transmission du soin

Pour la pose du bassin.

- Signaler la présence d'urine et/ou de selles.
- Noter le volume des urines, leur odeur et leur aspect.
- Noter la présence de selles ainsi que leur aspect (moulées, liquides).
- Signaler la participation du malade au soin, ainsi que les propos significatifs : douleur, inconfort, questionnements...
- Signaler si la literie a été changée.

Pour la pose de l'urinal.

- Noter le volume et l'aspect des urines.
- Signaler les propos significatifs du malade : douleurs, inconforts, questionnements...
- Signaler tout problème à l'infirmier : lit mouillé et change de la literie par exemple.

Apports visuels

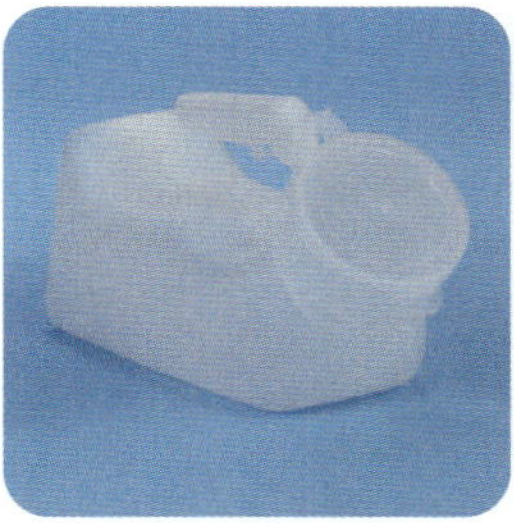

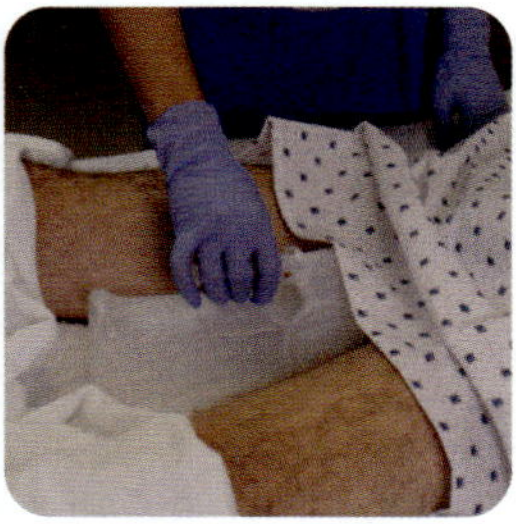

Source : Fundamentals of Nursing: Active Learning for Collaborative Practice, Third Edition, 978-0-323-82809-3, Barbara L. Yoost, Lynne R. Crawford, 2023.

Fiche
13

Les soins préventifs d'escarre

Définition

Une escarre est une plaie consécutive à une ischémie par compression vasculaire qui se forme chez les personnes immobilisées ou alitées et qui ne changent pas de position au niveau des points d'appui. Elle se produit lorsque des tissus mous (la peau et les muscles) sont compressés entre un plan dur et un os.
La plaie se forme en raison du manque d'oxygène apporté aux tissus compressés (hypoxie) qui progressivement se détériorent, puis se nécrosent.
Les escarres sont favorisées par la macération (escarre au niveau du sacrum chez les patients atteints d'incontinence urinaire et/ou fécale). Ils peuvent également être provoqués par la friction d'une zone corporelle contre les draps, par un cisaillement provoqué par un glissement des couches de la peau, les unes sur les autres, réalisant une rupture au niveau des vaisseaux sanguins.
L'escarre peut survenir très rapidement (en moins de 3 heures), ou se constituer après plusieurs jours d'alitement. L'escarre touche plus volontiers les personnes fragilisées, mais le risque concerne toutes les personnes immobilisées et alitées.

Focus

L'escarre non traitée évolue en quatre stades.
- Stade 1 : apparition de la rougeur qui ne blanchit pas à la pression du doigt.
- Stade 2 : la plaie se forme par frottement, des phlyctènes apparaissent.
- Stade 3 : les tissus noircissent et des croûtes se forment (les trois couches de la peau sont atteintes).
- Stade 4 : la plaie touche les muscles, les tendons et les os.

L'escarre peut se localiser à certains endroits du corps.
- L'occiput (arrière du crâne).
- Les omoplates.
- Les coudes.
- Le sacrum.
- Les talons.
- Les genoux et les orteils (en cas de position ventrale).
- Le trochanter et les malléoles (en cas de position latérale).

Déroulement du soin

La prévention des escarres doit être une des préoccupations majeures des soignants lors de la réalisation des soins. Certains soignants ne voient pas la nécessité de faire des préventions au niveau des points d'appui lorsque la peau de la personne est saine. C'est justement là que la prévention prend tout son sens. L'apparition d'une rougeur objective souvent le manque de soins préventifs.

Les personnes les plus concernées par les préventions d'escarre sont les personnes fragilisées (personnes âgées), les diabétiques (leur peau est fragile), les personnes souffrant de neuropathies périphériques, les personnes présentant des troubles de la mobilité (opérés, hémi- et tétraplégiques et les personnes incontinentes [macération]).

La prévention des escarres s'effectue sur une peau propre, sans lésion.

Le soignant qui réalise la prévention ne porte pas de gants de protection, sauf chez les patients infectés et à risque « contact », car le frottement des gants sur la peau provoque des microbrûlures.

Prendre une dose de produit anti-escarre (topique gras de type Sanyrène®) et procéder à l'effleurage des points d'appui jusqu'à ce que le produit ait bien pénétré la peau. Les couches de la peau ne doivent pas être mobilisées de manière trop brutale, au risque de provoquer une escarre de glissement.

La prévention d'escarre doit être réalisée chaque fois que le soignant fait des soins directs et qu'il a accès aux points d'appui du malade (après un nursing chez un patient incontinent par exemple).

Toutes les équipes de soins sont concernées par la prévention des escarres.

- Prévoir un Sopalin pour s'essuyer les mains après avoir effectué le soin préventif et avant d'effectuer une friction hydroalcoolique des mains.
- Effectuer une transmission orale du soin à l'infirmier et par écrit dans le dossier de soins.

Apports visuels

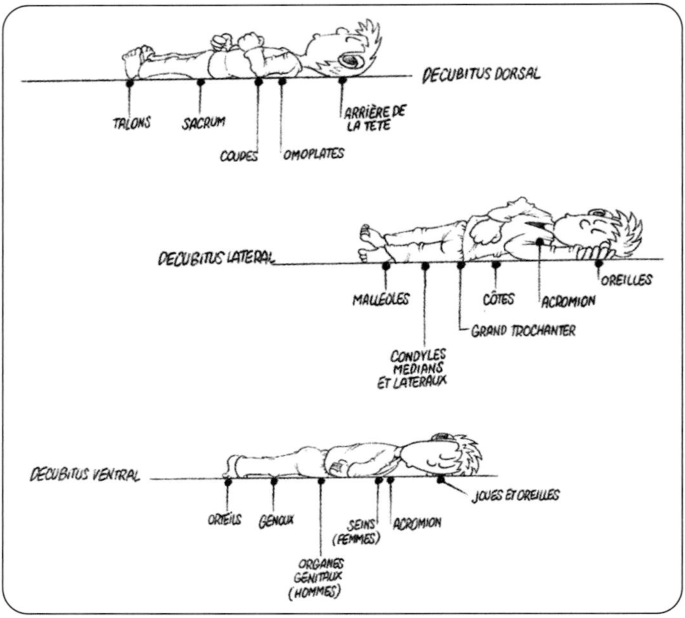

Source : 120 fiches pratiques aide-soignant. P. Delpierre, A. Ramé, 2022.

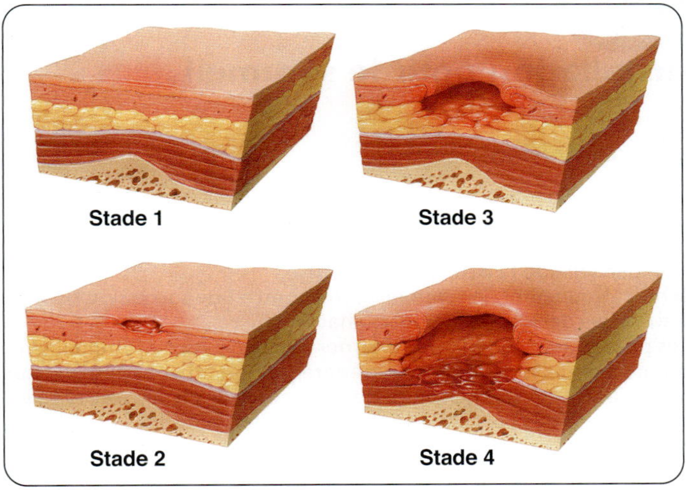

Source : 120 fiches pratiques aide-soignant. P. Delpierre, A. Ramé.

Fiche
14

Installation pour le sommeil

Définition

Le sommeil correspond à une diminution de l'état de conscience qui sépare deux périodes d'éveil. Il se caractérise par une perte de la vigilance, une diminution du tonus musculaire et une conservation partielle de la perception sensitive.
Schématiquement, le sommeil correspond à une succession de trois à six cycles de 90 à 120 minutes chacun.
Les phases du sommeil font alterner des périodes de sommeil lent, durant lesquelles le métabolisme cérébral ralenti ainsi que le tonus musculaire, et des périodes de sommeil paradoxal, durant lesquelles l'activité cérébrale est proche de la phase d'éveil avec des mouvements oculaires et une abolition des mouvements.
C'est pendant le sommeil que le métabolisme s'améliore, que les cellules se régénèrent, que les hormones de croissance sont sécrétées et que le système immunitaire se restaure et se développe.

Préalable au soin

Il est important de connaître les habitudes du patient par rapport au sommeil.

- Heure habituelle du coucher.
- Si le patient fait des siestes.
- La durée moyenne du sommeil.
- Les habitudes du patient par rapport à son endormissement : lecture, tisane, verre de lait, prise de somnifères…
- Les désirs particuliers : fermeture des rideaux ou des stores, installation d'une barrière de sécurité pour la nuit (ou les deux), l'urinal et le bassin à portée de main.
- Les dispositifs médicaux que le patient doit porter pour la nuit : attelle, corset, minerve.
- Les positions que le patient adopte pour dormir : à plat, tête légèrement surélevée, sur le dos, sur le ventre, sur le côté. Prévoir le matériel adéquat pour l'installer correctement (oreiller, coussins) en respectant ses souhaits, mais en tenant compte de sa pathologie et du matériel de soins dont il est porteur (perfusion, sonde, drain, oxygénothérapie…).

Patients semi-dépendants

Déroulement du soin

- Frapper à la porte et entrer à l'invitation du malade.
- Allumer le témoin de présence.
- Faire une friction hydroalcoolique des mains.
- Vérifier que les freins du lit sont bloqués.
- Positionner le lit en position basse.
- Demander au patient s'il désire se rendre aux toilettes.
- Pendant que le patient est dans le cabinet de toilette, lui demander de se brosser les dents. Si le patient est porteur de prothèses dentaires, ces dernières seront enlevées, nettoyées et placées dans une boîte à prothèse contenant un produit antiseptique ou de l'eau du réseau.
- Laisser un peu d'intimité à la personne si elle désire faire sa toilette intime.
- Aider la personne pour se dévêtir et pour s'habiller pour la nuit.
- Avant que la personne ne retourne dans sa chambre, ouvrir le lit, tirer le drap de dessous pour retirer les plis.
- Aider ensuite la personne à s'installer confortablement dans le lit.
- Vérifier que la position adoptée est conforme aux désirs de la personne, à sa pathologie et à son handicap.
- Vérifier le bon fonctionnement du matériel médical, vérifier que les tubulures ne soient pas coudées ou en traction. Si le patient est porteur d'une sonde urinaire, vider la poche après avoir couché la personne. Si la personne est sous oxygénothérapie, contrôler le débit et vérifier que les tuyaux ne sont pas en traction ou coudés.
- Mettre l'urinal ou le bassin de lit à portée de main sur une chaise recouverte d'une alèse de protection.
- Respecter les habitudes du malade par rapport à son endormissement : lecture, boissons.
- Mettre la sonnette d'appel à portée de main.
- Avant de quitter la chambre, s'assurer que le patient est bien installé, que la température de la chambre est correcte (ni trop chaude ni trop froide) et que le patient puisse prendre les affaires dont il a besoin sans risque.
- Éteindre le témoin de présence.
- Réaliser une friction hydroalcoolique des mains.

Patients dépendants et incontinents

Préparation du matériel

- Un guéridon de soins nettoyé et désinfecté.
- Un tablier de protection (soin mouillant).
- Une paire de gants à usage unique non stériles.
- Du savon doux.
- Deux gants et deux serviettes de toilette jetables.
- Une cuvette propre.
- Les vêtements de nuit (pyjama, tee-shirt...).
- Du papier toilette et des essuie-mains de type Sopalin.
- Une protection anatomique propre.
- Une solution hydroalcoolique.
- Un corps gras (type Sanyrène®).
- Un sac-poubelle et un sac pour le linge sale.
- Éventuellement le linge de lit, si ce dernier est souillé.
- Une lingette de ménage et un produit nettoyant-désinfectant (type Surfanios®).

Préalable au soin

Avant de débuter le soin, il est nécessaire de nettoyer et désinfecter l'environnement proche du malade, ainsi que le mobilier qui servira pour le soin (adaptable, fauteuil, chaise).
Contrôler les affaires de toilette dont dispose le malade afin de les compléter avec du matériel du service.
Vérifier la protection anatomique pour adapter le matériel de soin.

Déroulement du soin

- Frapper à la porte et entrer à l'invitation du malade.
- Allumer le témoin de présence.
- Mettre le tablier de protection.
- Faire une friction hydroalcoolique des mains.
- Vérifier que les freins du lit sont bloqués.
- Positionner le lit au niveau de la hanche du soignant.
- Aller dans la salle de bains pour remplir la cuvette avec de l'eau chaude. Poser ensuite la cuvette sur l'adaptable.
- Faire tester la température de l'eau au malade. Essuyer la main avec le Sopalin.
- Descendre le drap de dessus jusqu'à mi-cuisses.
- Effectuer une friction hydroalcoolique des mains.
- Enfiler la paire de gants de protection à usage unique.

- Ouvrir les attaches de la protection anatomique et glisser la partie ventrale de la protection sous les fesses de la personne.
- Procéder à la toilette intime (voir fiche 9) avec le gant de toilette jetable et le savon doux. Rincer. Sécher avec la serviette de toilette jetable. Jeter le gant et la serviette de toilette dans le sac-poubelle.
- Aider la personne à se tourner sur le côté et lui demander de se tenir à la barrière de sécurité.
- En cas de selles, les essuyer avec le papier toilette.
- Effectuer la toilette du siège avec le second gant de toilette et le savon doux. Rincer. Essuyer avec la seconde serviette de toilette. Jeter le gant et la serviette de toilette, ainsi que les gants de protection dans le sac-poubelle.
- À l'aide du corps gras, faire un effleurage préventif d'escarre. S'essuyer les mains avec le Sopalin.
- Si le drap de dessous est souillé, profiter de la latéralisation du malade pour mettre un drap et une alèse propre (voir fiche 8). Mettre le linge sale dans un sac et le poser sur la partie basse du guéridon.
- Positionner la protection anatomique propre et retourner le malade sur le dos.
- Fermer les attaches de la protection anatomique (voir fiche 11).
- Habiller le malade avec son pyjama.
- Installer le malade confortablement dans son lit. Tirer le drap pour retirer les plis.
- Proposer un verre d'eau ou une tisane selon les goûts du malade.
- Mettre la sonnette d'appel à portée de main.
- Enlever et jeter le tablier de protection dans le sac-poubelle. Fermer le sac. Mettre un sac-poubelle propre.
- Avant de sortir de la chambre, vérifier que la température de la pièce est correcte et que le malade est bien installé.
- Éteindre le témoin de présence.
- Effectuer une friction hydroalcoolique des mains.
- Évacuer les déchets dans la filière DMA (déchets ménagers et assimilés) et le linge sale en respectant les circuits.
- Nettoyer (lingette de ménage et produit nettoyant-désinfectant) et ranger le matériel.
- Faire un lavage des mains au savon doux.
- Faire une transmission oralement à l'infirmier et par écrit dans le dossier de soins.

Transmission du soin

Pour le patient semi-dépendant.

- Préciser le soin qui a été réalisé : installation au sommeil.
- Signaler si la personne a uriné ou si elle a eu des selles.

- Signaler la participation du malade au soin, ainsi que les propos significatifs : douleurs, inconforts, questionnements…

Pour le patient dépendant et incontinent.

- Préciser le soin qui a été réalisé : toilette intime et installation pour le sommeil.
- Signaler la présence d'urine et de selles ainsi que leur aspect.
- Signaler la participation du malade durant le soin, ainsi que les propos significatifs : douleurs, inconforts, questionnements…
- Indiquer la taille de la protection anatomique posée au malade.

Prévention des risques

Pour les deux types de patients, il est important d'éviter les chutes lors des mobilisations au cabinet de toilette ou dans le lit.
Respecter les règles d'hygiène et l'intimité de la personne tout au long du soin.
Effectuer un effleurage anti-escarre au niveau des points d'appui.
Signaler toute anomalie cutanée (rougeur, hématome, blessure) à l'infirmier.

Apports visuels

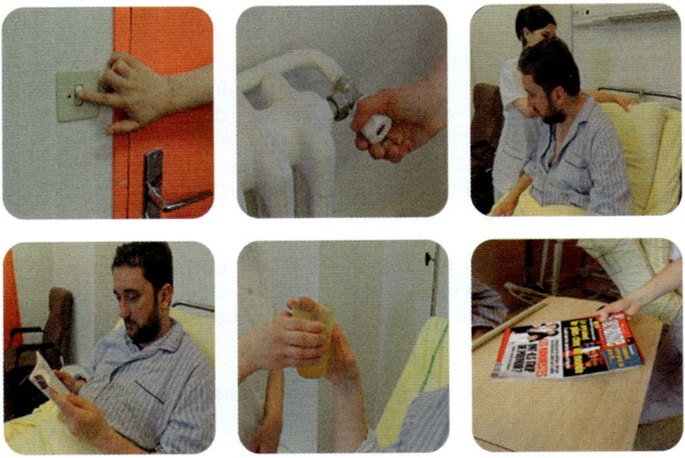

Source : 120 fiches pratiques aide-soignant. P. Delpierre, A. Ramé.

Aide à l'habillage et au déshabillage

Définition

Pour certains patients, l'habillage et le déshabillage peuvent poser des difficultés du fait de la limitation ou de l'abolition de leurs mouvements, de l'impossibilité de se baisser et de la perte de la préhension fine.
L'aide que les soignants leur apporteront répond à plusieurs objectifs.

- Maintenir l'hygiène et le confort.
- Être en conformité avec la ou les pathologies dont souffre le malade.
- Adapter les vêtements à la température du malade et au climat extérieur.
- Prendre en compte les habitudes et les goûts vestimentaires du patient (assurer son bien-être).

Préalable au soin

Vérifier les transmissions des jours précédents pour connaître le degré de participation du malade et s'informer sur les problèmes éventuels.

Préparation du matériel

- Une solution hydroalcoolique.
- Les vêtements propres choisis par le malade ou par le soignant (lorsque le malade n'est pas en capacité de faire des choix).
- Un sac de linge pour mettre les vêtements sales (ou un sac plastique).

Focus

Lorsque le malade n'a pas de vêtements personnels, ou lorsqu'il ne peut pas en assurer le nettoyage (isolement social), le service peut trouver des vêtements pour le malade (lingerie, service des urgences, dons de la part des familles). Dans la mesure du possible, essayer de trouver des vêtements qui correspondent au style de vêtements que la personne aimait porter.
En l'absence totale de vêtements, il existe dans les services des tenues institutionnelles, faciles à mettre et à enlever (en non-tissé).

Déroulement du soin

L'aide à l'habillage et au déshabillage est rarement un soin isolé. Il fait suite à une toilette, à un change ou à un soin.
Avant de débuter le soin, il faut s'assurer que la porte et la fenêtre de la chambre sont bien fermées. Vérifier que la température de la pièce soit propice au déshabillage de la personne afin qu'elle ne prenne pas froid.
Les vêtements de la personne doivent être propres et adaptés à ses handicaps, au matériel médical dont il est porteur et à sa pathologie.

Allumer le témoin de présence et effectuer une friction hydro-alcoolique des mains.
Si le malade est porteur d'une perfusion, il faut commencer par dévêtir le bras « valide » et finir par le bras perfusé. Attention à ne pas tirer sur la tubulure au risque de déperfuser le malade. Il faut vérifier le débit de la perfusion avant et après le geste afin de vérifier que tout fonctionne correctement. Si le geste présente une difficulté, réclamer l'aide d'une infirmière (ou d'un infirmier). Pour l'habillage, on procédera en sens inverse : bras perfusé puis bras « valide ».
Les flacons de perfusion doivent être passés par la manche en même temps que le bras pour éviter la coudure et le tiraillement de la tubulure.
Pour les patients porteurs de matériel de soins (sonde, drain) faire attention lors de l'habillage et du déshabillage de ne pas les désadapter.
Pour les patients porteurs de chemise institutionnelle qui se ferment par des boutons-pressions dans le dos, on évitera de les fermer chez les patients qui ont la peau fragile (risque de compression et d'escarre). Sauf bien sûr, lors du lever et des mobilisations.
Les chemises institutionnelles ne doivent pas être mises systématiquement lorsque le malade possède ses propres vêtements et qu'il peut les changer à sa guise.
Lorsque le patient est alité, vérifier que les vêtements ne font pas de plis sous lui (risque d'escarre).
Lors de l'aide à l'habillage et au déshabillage, il faut stimuler au maximum le patient afin qu'il essaye de se vêtir ou de se dévêtir seul (il ne faut pas faire à sa place lorsqu'il en a la capacité). Attention toutefois de ne pas aggraver des lésions existantes par des gestes inadaptés.
Lorsque les patients n'accordent pas d'importance à leur apparence (vêtements sales ou ne permettant pas de respecter leur pudeur), il faut les stimuler et leur rappeler que la vie en institution comporte des règles et des devoirs dont l'apparence vestimentaire vis-à-vis des autres fait partie.

À la fin du soin, il faut s'assurer que la personne est installée confortablement, que ses affaires personnelles soient à portée de main, ainsi que la sonnette d'appel.
Mettre les affaires sales dans le sac à linge. Si le patient a des visites et qu'il peut faire laver ses vêtements, il faut les mettre dans un sac plastique et les ranger dans leur armoire.
Effectuer une friction hydroalcoolique des mains.
Éteindre le témoin de présence.
Faire la transmission du soin oralement à l'infirmier et par écrit dans le dossier de soins.

Transmission du soin

- Préciser le soin qui a été réalisé : déshabillage et habillage.
- Signaler la participation du malade durant le soin.
- Indiquer si le malade est habillé avec des vêtements personnels ou avec des vêtements institutionnels.
- Signaler les douleurs éventuelles lors de la mobilisation, ainsi que les problèmes éventuels rencontrés lors de l'habillage et ou du déshabillage (vertiges, risque de chute).
- Transmettre les propos significatifs du malade : douleurs, inconforts, questionnements.

Prévention des risques

Le risque à éviter lors de ce soin est la désadaptation du matériel médical (perfusion, sondes, drain) en effectuant des gestes inadaptés ou trop brutaux. L'habillage et le déshabillage ne doivent pas provoquer une augmentation des douleurs du patient, il faut donc avoir des gestes mesurés et éviter de trop solliciter les membres douloureux.
Pour les patients trop douloureux, la prise d'un antalgique un quart d'heure avant le soin permet de diminuer la douleur.
Lorsque la personne est trop raide, ou peu participative, on peut solliciter l'aide d'un collègue pour effectuer le soin.
Il faut que la pudeur du malade soit préservée tout au long du soin.
Les vêtements proposés aux patients doivent être adaptés à ses handicaps, au matériel médical dont ils sont porteurs et à leur pathologie.

- Ne pas mettre de pantalon trop long à une personne qui présente des risques de chute.
- Ne pas mettre de vêtements trop serrés à une personne insuffisante respiratoire.
- Ne pas mettre de vêtements à manches trop serrées à une personne porteuse d'une perfusion ou présentant un œdème.
- Ne pas mettre de vêtements trop chauds à une personne qui a de la fièvre.

Apports visuels

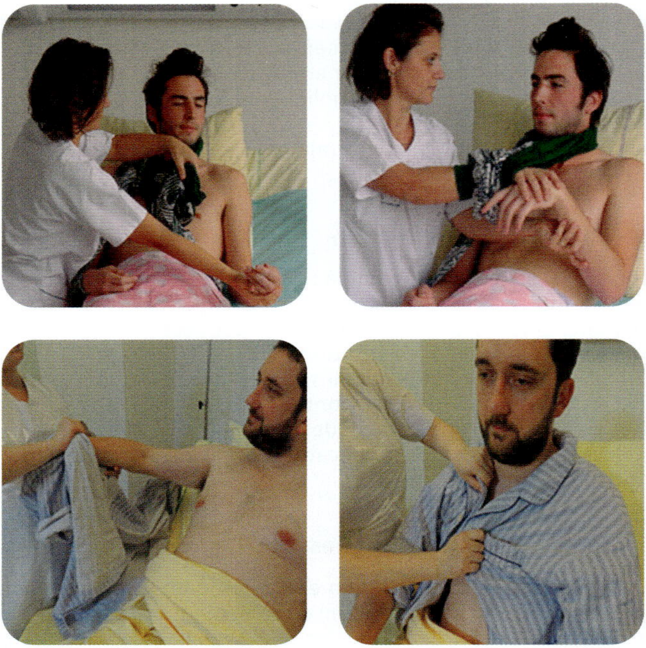

Source : 120 fiches pratiques aide-soignant. P. Delpierre, A. Ramé, 2022.

Aide à l'installation au lit ou au fauteuil

Objectif

L'objectif du soin est d'installer la personne le plus confortablement possible. En tenant compte de ses pathologies, de ses handicaps et de ses demandes.
Les patients concernés par cette installation présentent une mobilité réduite, une fatigue importante et/ou des pathologies invalidantes (orthopédiques, cardiaques, pulmonaires ou neurologiques).

Préalable au soin

Avant d'installer un patient dans une position particulière, il convient de prendre connaissance des transmissions auprès de l'infirmier pour s'assurer que la position choisie n'est pas contre-indiquée pour le malade. L'installation tiendra compte également du matériel de soins dont le patient est porteur : perfusion, sonde nasogastrique, sonde vésicale, drain, contention…

Focus

En médecine, le terme « décubitus » désigne la position du corps couché qui repose sur un plan horizontal, et il existe *plusieurs possibilités.*

- Le décubitus dorsal : la personne est allongée sur le dos (à plat dos ou le buste légèrement relevé).
- Le décubitus ventral (ou procubitus) : la personne est allongée à plat sur le ventre.
- Le décubitus latéral : la personne est tournée sur le côté gauche ou droit.
- Le décubitus déclive ou position de Trendelenburg : le lit est incliné, les membres inférieurs sont plus hauts que la tête (drainage postural).
- Le décubitus proclive : le lit est incliné, la tête est plus haute que les membres inférieurs (difficultés respiratoires, œdème cérébral).

Déroulement du soin

L'installation de la personne nécessite préalablement une friction hydroalcoolique des mains, le contrôle que les freins sont bien bloqués et que le lit soit positionné au niveau de la hanche du soignant afin de réaliser des manipulations ergonomiques.

Le décubitus dorsal

Le décubitus dorsal à plat dos strict est indiqué chez les patients en arrêt respiratoire ou cardiorespiratoire. Il permet la mise en œuvre de techniques de réanimation d'urgence : libération des voies aériennes supérieures, ventilation au masque, intubation, massage cardiaque.

Le décubitus dorsal membres inférieurs surélevés est indiqué chez tout patient présentant une hypovolémie sévère ou des œdèmes des membres inférieurs. La position permet une redistribution du sang des membres inférieurs vers la partie supérieure du corps.

Le décubitus dorsal cuisses fléchies est indiqué chez tout patient conscient présentant une plaie ou un traumatisme abdominal. Cette position permet de diminuer la douleur en relâchant la pression au niveau des muscles abdominaux.

Pour maintenir la position en décubitus dorsal au lit, il convient de mettre un oreiller sous la tête du patient, un cerceau pour éviter que le poids des couvertures n'appuie sur les pieds (risque d'escarre), un coussin au pied du lit pour maintenir les pieds du patient à angle droit (prévention de l'équinisme) et de respecter le bon alignement du corps.

Le décubitus latéral

Le décubitus latéral s'apparente à la mise en position latérale de sécurité. Cette position est indiquée pour les patients qui présentent un risque de vomissement afin de protéger les voies aériennes supérieures. Pour maintenir la position latérale (droite ou gauche), il convient de mettre un oreiller sous la tête de la personne, un oreiller sous la jambe fléchie (entre les jambes) pour maintenir la hanche sur le même plan que le corps et éviter une escarre, et de mettre le bras collatéral à la jambe fléchie sur un oreiller ou sur un coussin pour plus de confort.

Un oreiller peut être rajouté dans le dos du patient pour l'empêcher de basculer en arrière.

La position assise ou demi-assise

La position demi-assise, membres inférieurs allongés, est indiquée en cas de dyspnée chez un patient conscient. Cette position améliore les mouvements respiratoires thoraciques et facilite l'action du diaphragme.

En cas de blessure thoracique entraînant une dyspnée, on peut installer le malade dans cette position, légèrement tourné sur le côté de la blessure.
La position demi-assise, membres inférieurs fléchis, est indiquée en cas de traumatisme thoraco-abdominal. La ventilation est améliorée par la position assise et la pression abdominale est compensée grâce aux jambes fléchies.
Il faut s'assurer, avant de mettre un patient dans cette position, qu'il ne présente pas de lésions aux membres inférieurs, au rachis et/ou au bassin.
Pour la position assise ou demi-assise, on installe un oreiller sous la tête et le dos du patient pour maintenir la nuque et la tête, un oreiller est placé sous les avant-bras (position dite du transat) et un traversin ou un coussin est mis au bout des pieds pour que le patient ne glisse pas dans le fond du lit.

Installation au fauteuil

La mise au fauteuil est réalisée pour mobiliser le malade et prévenir les risques de décubitus. Dans un premier temps, la mise au fauteuil ne doit pas durer trop longtemps, car le patient se fatigue vite (de 30 à 40 minutes). Par la suite, elle ne doit pas excéder 2 ou 3 heures. Avant d'installer le patient au fauteuil, on lui met sa robe de chambre et ses chaussons. Il est ensuite assis avec un oreiller dans le dos. Pour les patients hémiplégiques, un oreiller est mis sous le bras invalide afin de le surélever et de favoriser le retour veineux. Les jambes peuvent être étendues sur un siège bas.
Lors du transfert lit-fauteuil, il faut faire attention au matériel de soins (perfusion, drain, sonde, oxygénothérapie) et faire de même pour la réinstallation au lit. Si le patient présente un risque de chute, une contention à l'aide de matériel adapté devra être prescrite. Il faut interdire les systèmes de contention « artisanaux » (draps ou alèses) qui sont interdits car ils peuvent blesser gravement le malade.
Après chaque changement de position, ou lors de tout transfert, mettre les affaires personnelles et la sonnette d'appel à portée de main du malade.
Avant de sortir de la chambre, s'assurer que le patient est bien installé et en toute sécurité.
Réaliser une friction hydroalcoolique des mains.
Après tout changement de position, ou toute installation particulière, une transmission orale sera réalisée auprès de l'infirmier et une transmission écrite sera faite dans le dossier de soins du malade.

Transmission du soin

- Préciser le soin qui a été réalisé : le type d'installation, au lit ou au fauteuil.
- Signaler la participation du malade durant le soin.
- Signaler le matériel de soins dont le malade est porteur : perfusion, sonde, oxygène, drains.
- Signaler les douleurs éventuelles lors de la mobilisation, ainsi que les problèmes éventuels rencontrés lors des transferts du lit au fauteuil ou du fauteuil au lit.
- Il faut indiquer l'heure à laquelle la personne a été installée et la reporter sur la fiche de changement de position du malade.
- Signaler les propos significatifs du malade : douleurs, inconforts, vertiges, questionnements.

Prévention des risques

Le décubitus prolongé est à l'origine de nombreuses complications telles que les stases bronchiques, le risque de constipation, le risque de thrombose veineuse, les escarres au niveau des points d'appui. Ces complications peuvent être évitées en mobilisant la personne dans son lit régulièrement (fiche de changement de position) et en l'installant au fauteuil chaque fois que cela est possible.

La prévention des escarres nécessite que le lit soit muni d'un matelas anti-escarre et que les soignants effectuent des effleurages préventifs avec un corps gras (type Sanyrène®) sur tous les points d'appui lors de la toilette ou lors des changes de protections anatomiques (patients incontinents. Voir fiche 13).

La stase bronchique peut être prévenue en installant la personne en position demi-assise pour favoriser sa respiration et par des séances de kinésithérapie respiratoire.

La constipation nécessite une surveillance journalière du transit, une hydratation correcte et une alimentation riche en fibres.

Le risque de thrombose veineuse nécessite la pose de bas de contention et la mise éventuelle de la personne sous traitement anticoagulant.

Lors de la mobilisation lit-fauteuil ou fauteuil-lit, le risque de désadapter le matériel de soin est important. Il faut prendre toutes les précautions nécessaires pour éviter ce risque.

Pour les patients porteurs de matériel médical ou présentant un risque de chute, la mobilisation s'effectuera, dans la mesure du possible, à deux soignants.

Apports visuels

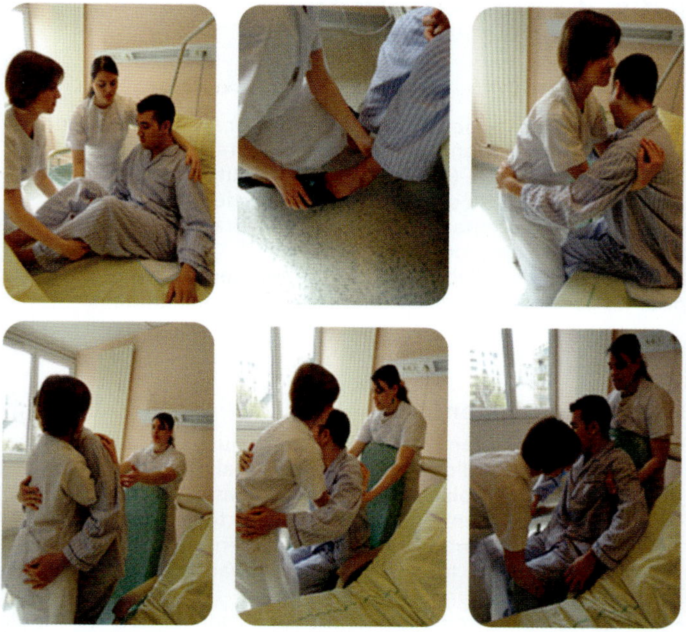

Source : 120 fiches pratiques aide-soignant. P. Delpierre, A. Ramé, 2022.

Fiche 17

Aide à l'alimentation

Définition

L'aide au repas est une aide quotidienne nécessaire qui permet de prévenir la dénutrition, les carences alimentaires et les problèmes liés à l'alimentation (troubles de la déglutition). Les aides-soignants contrôlent l'équilibre alimentaire des plateaux-repas, ils soignent leur présentation, surveillent l'hydratation et le bon état bucco-dentaire de la personne.
Ils établissent, en collaboration avec l'infirmier, des fiches d'ingesta pour les patients qui présentent des troubles alimentaires.

Focus

Les régimes alimentaires

- Le régime végétarien : les végétariens excluent de leur alimentation les protéines d'origine animale. Ces aliments comprennent la viande rouge et blanche, le poisson et les fruits de mer.
- Le régime végétalien : c'est une forme stricte de végétarisme. Les végétaliens rejettent la totalité des aliments d'origine animale, y compris les œufs, les produits laitiers (yaourts, fromage) et le miel.
- Le régime flexitarien : il diminue la consommation de viande rouge et de poisson, sans pour autant les interdire.
- Le régime anticholestérol : il a pour objectif de prévenir ou de lutter contre le taux élevé de mauvais cholestérol.
- Le régime contrôlé en sel (ou hyposodé) : il est indiqué pour les personnes atteintes d'une pathologie du cœur ou des reins (insuffisance cardiaque ou rénale).
- Le régime sans gluten : c'est le régime alimentaire obligatoire en cas de maladie cœliaque (intolérance au gluten).
- Le régime sans lactose : le lactose est une substance présente dans les produits laitiers et pour certaines personnes, cette substance n'est pas bien digérée en raison d'une anomalie au niveau d'une enzyme appelée lactase.
- Le régime hypocalorique : ce régime propose des aliments pauvres en calories. Il est adapté pour les personnes qui présentent une hyperlipidémie ou qui sont en surpoids.

Fiches de soins AS

- Le régime sans résidus : il exclut les aliments apportant des fibres (fruits, légumes, graines et céréales complètes). Il est prescrit pour une préparation de coloscopie ou pour des malades souffrant d'une maladie de Crohn ou de sigmoïdite diverticulaire.
- Le régime de l'ulcère : il consiste à supprimer de l'alimentation les aliments qui acidifient le bol alimentaire (agrumes, alcool) ou qui augmentent les sécrétions digestives (épices, piments, tabac, café).

Préalable au soin

Avant d'apporter son aide au malade, l'aide-soignant vérifie les prescriptions alimentaires qui se trouvent dans le dossier de soins et prend connaissance des transmissions des jours précédents afin de savoir si la personne a présenté des problèmes pendant les repas (trouble de la déglutition ou fausses routes).
Il vérifie l'état bucco-dentaire du malade et contrôle son état physique (handicaps, asthénie) afin d'adapter au mieux l'instant repas.
L'environnement proche du malade (adaptable, table, chaise) sera nettoyé et désinfecté.

Préparation du matériel

- Un tablier de protection en polyéthylène.
- Une paire de gants à usage unique non stériles.
- Une feuille de surveillance des ingesta.
- Une cuvette propre avec de l'eau tiède, du savon liquide et une serviette de toilette.
- Une solution hydroalcoolique.
- Une lingette de ménage et un produit nettoyant-désinfectant (type Surfanios®).
- Un sac-poubelle propre.

Déroulement du soin

- Mettre le tablier de protection.
- Faire une friction hydroalcoolique des mains en entrant dans la chambre du malade.
- Demander au malade s'il désire se rendre aux toilettes avant le repas. Si c'est le cas, aider le patient à se lever et à se rendre aux toilettes. Profiter du passage aux toilettes pour demander au malade de se laver les mains.
- Si le patient ne désire pas se rendre aux toilettes, vérifier que les freins du lit sont bien bloqués et positionner le lit du malade à la hauteur de la hanche du soignant.
- Installer confortablement le malade en position demi-assise dans son lit.

- Positionner l'adaptable, préalablement nettoyé et désinfecté près du malade.
- Remplir la cuvette dans la salle de bains avec de l'eau tiède puis la poser sur l'adaptable.
- Demander au malade de se laver les mains avec le savon, de les rincer et de les essuyer avec la serviette de toilette. On peut également proposer au malade de faire une friction hydroalcoolique des mains si ces dernières sont visuellement propres.
- Vider la cuvette dans la salle de bains et la poser sur le lavabo.
- Vérifier la hauteur de l'adaptable et mettre la serviette de table, le verre et la carafe d'eau à portée de main (aider la personne pour mettre sa serviette de table si besoin).
- Effectuer une friction hydroalcoolique des mains.
- Aller chercher le plateau-repas du malade dans le chariot de régie thermie.
- Vérifier la conformité du plateau-repas avec la prescription médicale (régime, texture).
- Soigner la présentation du repas en évitant que les aliments ne se mélangent.
- Poser le plateau-repas sur l'adaptable, ouvrir les sachets et désoperculer les bouteilles et les pots. Si besoin, couper la viande ainsi que le pain.
- Donner les couverts au malade et vérifier si ce dernier peut manger seul et sans risque.
- Rester quelques instants près de lui afin de vérifier que le repas se passe sans problème.
- Mettre la sonnette d'appel à portée de main et laisser le malade finir son repas.
- Si le malade ne peut pas manger seul, le soignant lui apporte son aide.
- Se placer à la même hauteur que le patient et s'asseoir sur une chaise, face au malade.
- Aider le malade à prendre les aliments dans son assiette, avec la fourchette, et à les porter à sa bouche.
- Demander à la personne de prendre son temps et de bien mastiquer avant de déglutir.
- Respecter le rythme de la personne, ne pas la brusquer et ne pas lui poser de questions pendant qu'elle mange (risque de fausse route).
- Après plusieurs bouchées, proposer un verre d'eau au malade.
- Essuyer sa bouche avec la serviette de table chaque fois qu'il est nécessaire.
- Quand la personne a fini de manger tout son plateau, lui proposer un dernier verre d'eau pour se rincer la bouche.
- Proposer au malade une friction hydroalcoolique si ses mains sont visuellement propres, sinon lui redonner la cuvette, le savon et la serviette pour se laver les mains.

- Si le patient le désire, lui apporter le matériel pour effectuer un brossage des dents.
- Pousser l'adaptable et réinstaller le malade confortablement.
- Enlever le plateau-repas, jeter les détritus dans le sac-poubelle.
- Effectuer une friction hydroalcoolique des mains. Mettre les gants à usage unique.
- Nettoyer l'adaptable avec la lingette de ménage et du produit nettoyant-désinfectant. Jeter les gants et la lingette dans le sac-poubelle.
- Mettre les affaires personnelles, la carafe d'eau et la sonnette d'appel à portée de main.
- Remettre le lit en position basse.
- Ôter le tablier de protection dans le sac-poubelle. Fermer le sac et mettre un sac-poubelle propre.
- Effectuer une friction hydroalcoolique des mains.
- Quitter la chambre après s'être assuré que le malade est bien installé et qu'il ne manque de rien.
- Évacuer le sac-poubelle dans la filière DMA (déchets ménagers et assimilés).
- Nettoyer et ranger le matériel.
- Effectuer une hygiène des mains au savon doux.
- Transmettre oralement le soin à l'infirmier et par écrit dans le dossier de soins. Si besoin, remplir la feuille d'ingesta.

Transmission du soin

- Transmettre le soin effectué : aide à l'alimentation.
- Signaler ce que le malade a bu et mangé (feuille d'ingesta).
- Signaler la participation du malade pendant le repas et l'aide dont il a bénéficié.
- Indiquer les problèmes éventuellement rencontrés : fausse route, difficultés pour mastiquer ou pour déglutir, refus de certains aliments...

Prévention des risques

Les problèmes les plus importants que l'on risque de rencontrer lors de l'aide au repas sont le trouble de la déglutition et la fausse route. Pour prévenir ces risques, il faut respecter quelques consignes simples.

- Ne pas avaler de bouchées trop importantes.
- Bien mastiquer ses aliments, notamment la viande et le pain, avant de déglutir.
- Ne pas parler pendant que l'on mange.
- Prendre son temps pour manger et pour boire.
- Vider complètement sa bouche entre deux bouchées.

- Rincer régulièrement la bouche en buvant un verre d'eau.
- Ne pas lever le menton pendant la déglutition (pour regarder la télé par exemple).

Apports visuels

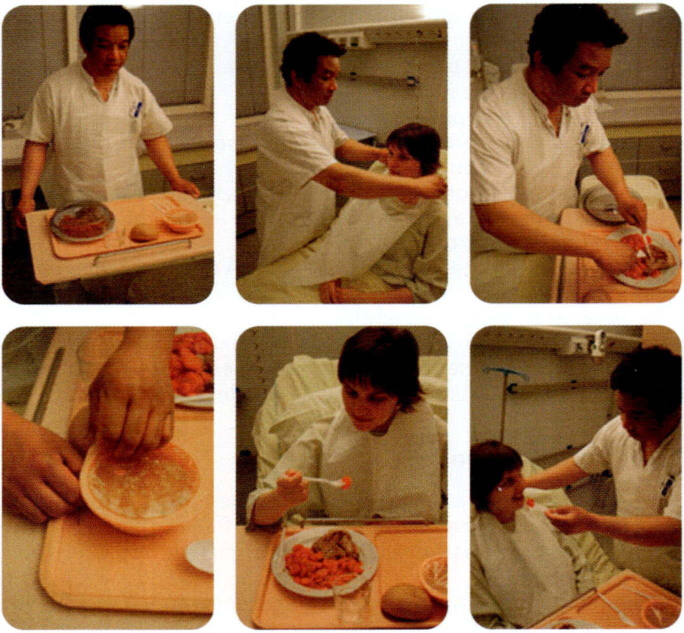

Source : 120 fiches pratiques aide-soignant. P. Delpierre, A. Ramé, 2022.

Aide à la toilette au lavabo

Objectif

L'objectif est d'assurer les soins d'hygiène et de préserver l'autonomie du malade, ou inciter ce dernier à reprendre des gestes d'hygiène quotidiens.
La toilette au lavabo doit être proposée dès que le malade peut se lever et que le soin peut s'envisager sans risque. Si le malade est âgé, incontinent ou fatigué, il est préférable de réaliser la toilette urogénitale et celle du siège au lit, avant d'accompagner le malade pour le reste du soin. De même, si le malade est porteur de bas de contention, la toilette des jambes sera réalisée au lit et les bas seront remis avant de lever la personne pour l'emmener au cabinet de toilette.

Préalable au soin

Avant de procéder au soin, l'aide-soignant prépare le matériel et nettoie l'environnement, ainsi que le matériel utilisé durant le soin (chaise, lavabo, W-C).
Dans le but de favoriser l'utilisation des affaires personnelles du patient, il effectue un rapide inventaire des affaires et du linge de toilette du malade pour le compléter avec du matériel du service.
L'aide-soignante prendra connaissance, dans le dossier du malade, des soins effectués les jours précédents afin de sécuriser l'environnement (siège devant le lavabo, pied à perfusion).

Préparation du matériel

- La trousse de toilette du malade qui doit se trouver dans le cabinet de toilette.
- Le nécessaire pour le brossage des dents qui se trouve également dans le cabinet de toilette.
- Deux gants et deux serviettes de toilette. Pour les personnes incontinentes, utiliser du matériel à usage unique.
- Deux alèses : une pour mettre sur la chaise et l'autre pour mettre sous les pieds du malade.
- Des vêtements propres choisis par le malade.
- Du savon liquide et une cuvette propre.

- Un corps gras pour effectuer les effleurages anti-escarres (type Sanyrène®).
- Des essuie-mains ou du type Sopalin.
- Une solution hydroalcoolique.
- Deux paires de gants à usage unique et un tablier de protection (soin mouillant).
- Une lingette de ménage et un produit nettoyant-désinfectant (type Surfanios®).
- Un sac-poubelle propre et un sac pour le linge sale.

Déroulement du soin

- Frapper à la porte et entrer à l'invitation du malade.
- Allumer le témoin de présence.
- Mettre le tablier de protection.
- Faire une friction hydroalcoolique des mains.
- Installer une chaise préalablement nettoyée et désinfectée devant le lavabo et mettre une alèse sur le siège. Si besoin, mettre un pied à perfusion à proximité.
- Mettre les vêtements propres du malade et les affaires pour la toilette dans le cabinet de toilette (utiliser le bord du lavabo, les repose-serviettes et les portemanteaux).
- Si le cabinet de toilette est trop petit et ne permet pas de poser les affaires correctement, prévoir un chariot de soins qui restera devant la porte.
- Vérifier que les freins du lit sont bloqués.
- Mettre le lit en position basse et aider la personne pour se lever. Lui mettre ses chaussons.
- Accompagner la personne au cabinet de toilette, en respectant son rythme.
- Avant le soin, proposer à la personne d'aller aux toilettes. Si cela est son désir, l'aider à s'installer sur les toilettes et respecter son intimité.
- Aider la personne à s'installer sur la chaise.
- Donner à la personne le nécessaire pour se brosser les dents.
- Mettre une cuvette propre dans le lavabo et la remplir avec de l'eau à la température voulue par le malade (faire tester l'eau et donner un Sopalin pour s'essuyer la main).
- Donner un gant de toilette et le savon à la personne afin qu'elle effectue la toilette de son visage. Rincer. Essuyer avec la serviette de toilette.
- Aider la personne pour ôter les vêtements du haut du corps. S'ils sont souillés, ces derniers seront placés dans le sac de linge sale.
- Lui redonner le gant et le savon pour faire sa toilette du thorax et des membres supérieurs. Aider la personne si elle rencontre des difficultés. Pour les dames, bien insister sous les seins. Rincer.

Essuyer avec la serviette de toilette, puis la laisser sur les épaules de la personne.
- Demander à la personne de se pencher vers le lavabo, puis à l'aide du gant et du savon réaliser la toilette du dos. Rincer. Essuyer avec la serviette de toilette.
- Faire un effleurage préventif anti-escarre au niveau des omoplates et de la colonne vertébrale. S'essuyer les mains avec un Sopalin et aider la personne à se rhabiller le haut du corps.
- Déplacer légèrement le siège et le patient vers l'arrière, mettre une alèse sous le lavabo.
- Aider la personne à retirer le bas de son pyjama, ses chaussons et ses chaussettes. Faire reposer les pieds sur l'alèse.
- Avec le gant et le savon effectuer la toilette des jambes et des pieds en insistant bien entre les orteils. Rincer. Essuyer les jambes et les pieds avec la serviette de toilette.
- Faire un effleurage préventif anti-escarre au niveau des talons, s'essuyer les mains avec le Sopalin puis remettre les chaussettes.
- Demander à la personne de se lever et de tenir le lavabo avec ses mains. Enlever le slip ou la culotte et demander à la personne de se rasseoir.
- Effectuer une friction hydroalcoolique des mains et enfiler une paire de gants à usage unique.
- Demander au malade de faire sa toilette urogénitale, si cela est possible, lui donner le second gant avec du savon et la personne effectue sa toilette. Si cela n'est pas possible, c'est le soignant qui fera la toilette urogénitale. Rincer. Sécher avec la deuxième serviette de toilette. Si la personne est fatiguée, lui demander de se rasseoir.
- Demander à la personne de se relever de nouveau, en se tenant au lavabo, et effectuer la toilette du siège avec le deuxième gant. Rincer. Sécher avec la deuxième serviette de toilette.
- Retirer et jeter les gants à usage unique dans le sac-poubelle. Effectuer une friction hydroalcoolique des mains.
- Lorsque les mains sont bien sèches, faire un effleurage préventif anti-escarre au niveau du sacrum. Sécher les mains avec un Sopalin, puis remettre un slip ou une culotte propre au malade.
- Mettre un pantalon ou une jupe propre à la personne. Remettre chaussettes et les chaussons. Demander une nouvelle fois à la personne de se lever pour finir l'habillage.
- Demander à la personne de se coiffer, si cela n'est pas possible, c'est le soignant qui effectuera le coiffage.
- Raccompagner le malade dans sa chambre et l'installer au fauteuil.
- Mettre l'adaptable, ainsi que les affaires personnelles et la sonnette d'appel, à portée de main.

- Lorsque le malade est installé en toute sécurité, retourner dans le cabinet de toilette pour effectuer le bionettoyage de l'environnement et du matériel.
- Faire une friction hydroalcoolique des mains, mettre une paire de gants à usage unique et procéder au nettoyage et à la désinfection de la chaise, de la cuvette et du lavabo avec une lingette imbibée de produit nettoyant-désinfectant.
- Ôter et jeter les gants et le tablier de protection dans le sac-poubelle. Fermer le sac et remettre un sac-poubelle propre.
- Éteindre le témoin de présence.
- Évacuer les déchets dans la filière DMA (déchets ménagers et assimilés), ainsi que le linge sale en respectant les circuits.
- Nettoyer et ranger le matériel.
- Effectuer un lavage des mains au savon doux.
- Réaliser les transmissions orales à l'infirmier et par écrit dans le dossier de soins du malade.

Focus

Pendant qu'un soignant effectue l'aide à la toilette au lavabo avec le malade, un second soignant réalise la réfection du lit.
Durant le soin, le malade doit être encouragé à faire le maximum de gestes afin qu'il retrouve rapidement son autonomie.
Effectuer une partie de la toilette au lit, comme c'est le cas pour les patients incontinents et pour ceux qui sont porteurs de bas de contention, présente l'avantage de ne pas avoir à lever le patient pendant la toilette urogénitale et celle du siège. Et ainsi prévenir les chutes des personnes fragiles.
De plus, il n'est pas toujours facile pour les soignants de faire la toilette des jambes lorsque le cabinet de toilette est exigu. Donc, faire le soin au lit résout cette difficulté.

Transmission du soin

- Transmettre le soin effectué : aide à la toilette au lavabo.
- Signaler ce que le malade a pu faire et l'aide dont il a eu besoin.
- Noter les progrès ou les difficultés du malade par rapport au soin.
- Signaler les propos significatifs du malade : douleurs, inconforts, questionnements…
- Noter les préventions d'escarre effectuées et leur localisation.
- Signaler l'état des téguments et leurs éventuelles atteintes : rougeur, hématomes, plaies.
- Signaler si la personne a été aux toilettes avant le début du soin (urines et selles).

Prévention des risques

Les risques inhérents au soin concernent principalement la sécurité. Que ce soit lors du transfert du malade jusqu'au lavabo ou lors de la réalisation du soin. Si le malade est trop fatigué ou s'il présente un risque de chute, la toilette sera réalisée au lit (voir fiche 2).
La pudeur doit être respectée tout au long du soin.
Si le malade est porteur de matériel médical, il faut faire attention à ne pas désadapter les tubulures, les sondes ou les drains.

Apports visuels

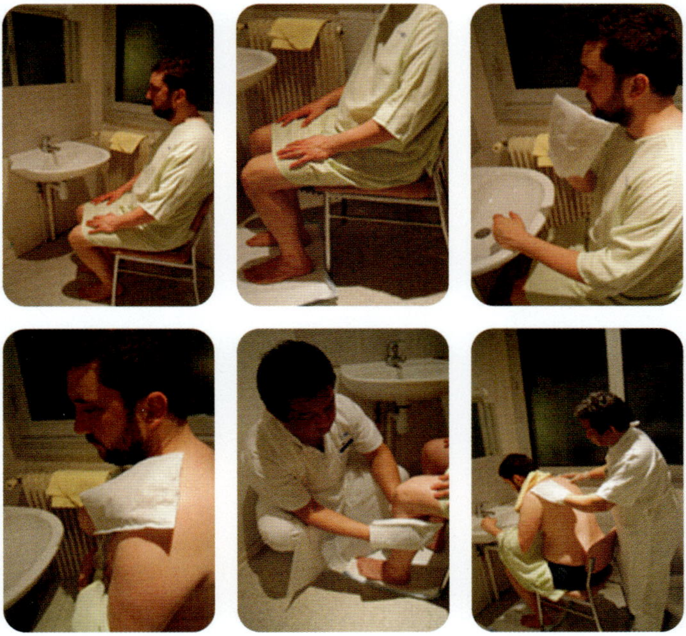

Source : 120 fiches pratiques aide-soignant. P. Delpierre, A. Ramé, 2022.

Bloc 2

Compétences 3, 4 et 5

Arrêté du 10 juin 2021 conduisant à l'obtention du diplôme d'État d'aide-soignant

Compétence 3

Évaluer l'état clinique d'une personne à tout âge de la vie pour adapter sa prise en soins.

Compétence 4

Mettre en œuvre des soins adaptés à l'état clinique de la personne.

Compétence 5

Accompagnement de la mobilité de la personne aidée.

La mesure de la pression artérielle

Définition

La pression artérielle désigne la force exercée par le sang sur la paroi des artères. La mesure de la pression artérielle est prescrite par un médecin afin de surveiller l'état hémodynamique d'une personne (hyper- ou hypotension artérielle), de surveiller la pression artérielle en per- et postopératoire ou pour surveiller l'efficacité d'un traitement (antihypertenseur).
Elle se mesure indifféremment sur les deux bras, mais dans le bras gauche la pression artérielle est un peu plus élevée, car il se trouve plus près de l'aorte que le bras droit.
La pression artérielle comprend deux temps distincts : la systole (qui correspond à la contraction des ventricules), c'est la « maxima », et la diastole (qui correspond au temps de repos du cœur), c'est la « minima ».

Focus

La pression artérielle s'exprime en millimètre (mm) de Mercure (Hg). Exemple : 90 mmHg de pression systolique.
La pression artérielle normale chez un adulte est comprise entre : 120 à 140 mmHg de pression systolique (maxima) et 60 à 80 mmHg de pression diastolique (minima).
Chez les enfants entre 6 et 11 ans, la pression artérielle moyenne est de 95/65 mmHg.
Chez les adolescents de 12 à 18 ans, la pression artérielle moyenne est de 100/65 mmHg.
Il existe plusieurs types de matériels pour mesurer la pression artérielle.

- Le tensiomètre manuel (manopoire ou manobrassard).
- Le tensiomètre électronique.
- Le Dynamap® (moniteur de surveillance multiparamétrique électrique). C'est celui qui est le plus utilisé chez l'adulte, à l'hôpital.

Préalable au soin

Le soin s'effectue sur une personne qui est au repos depuis au moins 5 à 10 minutes.

Avant de contrôler la pression artérielle, il faut prendre connaissance du dossier de soins de la personne, et plus précisément de la feuille de surveillance des paramètres vitaux, afin d'avoir des chiffres tensionnels de référence et pour savoir si la personne a des pressions artérielles fluctuantes ou stables.
Le matériel servant au soin est nettoyé et désinfecté entre deux malades et doit être vérifié avant toute utilisation.

Préparation du matériel

- Un tensiomètre manuel avec brassard, manomètre de pression et poire de gonflement.
- Un stéthoscope.
- Une solution hydroalcoolique.
- Une feuille de papier pour indiquer le nom du malade, la date et la valeur de la pression artérielle mesurée. Un stylo.
- Une lingette de ménage et une solution nettoyante-désinfectante en spray (de type Surfanios®).
- Une paire de gants non stériles.

Déroulement du soin

- Frapper à la porte et entrer à l'invitation du malade.
- Allumer le témoin de présence.
- Faire une friction hydroalcoolique des mains.
- Installer la personne en position confortable au lit ou au fauteuil.
- Après quelques minutes de repos, la mesure de la pression artérielle se réalise sur un bras nu qui n'est pas comprimé par un vêtement.
- Positionner le tensiomètre sur le bras où a eu lieu la dernière mesure (le demander au malade), à 5 cm au-dessus du pli du coude.
- Serrer le brassard sur le bras en fixant le Velcro. Vérifier sur le manomètre que l'aiguille est bien sur 0.
- Glisser la membrane du stéthoscope sous le brassard du tensiomètre, la tenir avec un doigt et positionner les embouts auriculaires dans les oreilles.
- À l'aide de la poire, dont la molette a été préalablement fermée, gonfler le brassard du tensiomètre jusqu'au chiffre légèrement supérieur à la dernière pression mesurée.
- Dégonfler doucement le brassard en se servant de la molette de la poire.
- La pression descend doucement sur le manomètre de pression.
- Le premier battement que l'on entend dans le stéthoscope correspond à la maxima (pression systolique), le dernier battement correspond à la minima (pression diastolique).

- Transmettre les résultats de la pression au malade et les reporter sur une feuille volante (nom du patient, date de la mesure, résultats de la mesure).
- Défaire le Velcro du brassard à tension et l'enlever du bras du malade.
- Aider le malade à se rhabiller si besoin.
- Installer le malade en position confortable, mettre les affaires personnelles et la sonnette d'appel à portée de main.
- Effectuer une friction hydroalcoolique des mains. Mettre des gants à usage unique.
- Nettoyer et désinfecter l'ensemble du tensiomètre avec la lingette imbibée de produit nettoyant-désinfectant (type Surfanios®).
- Enlever et jeter les gants de protection dans un sac-poubelle.
- Effectuer une friction hydroalcoolique des mains.
- Reporter les résultats dans le dossier de soins du malade (papier ou informatisé).
- Effectuer les transmissions orales à l'infirmier.

En cas d'incertitudes sur le résultat de la pression artérielle, on contrôle de nouveau la pression sur l'autre bras ou on recommence le soin.

Prise de la pression artérielle avec un appareil électronique ou électrique.
Le soin se déroule de la même manière que précédemment, la personne doit être au repos depuis au moins 5 minutes, le brassard de l'appareil est posé sur un bras nu.
Une fois le brassard positionné à 5 cm au-dessus du pli du coude, on met l'appareil en marche, après un temps de calibrage de la machine, on appuie sur le bouton de prise de pression. Le brassard se gonfle et les chiffres de la pression artérielle s'affichent sur le cadran de la machine, ainsi que les pulsations.
On transmet le résultat au malade et on l'inscrit sur une feuille de surveillance le temps de le reporter dans le dossier de soins (papier ou informatique) et de le transmettre oralement à l'infirmier.
Le brassard est nettoyé et désinfecté avant un nouvel usage.
Les résultats sont transmis oralement à l'infirmier et par écrit dans le dossier de soins.

Prévention des risques

La pression artérielle ne doit pas être mesurée sur un bras porteur d'une perfusion, ni sur un bras avec une fistule artérioveineuse (dialysés), ni sur le bras du côté d'un curage ganglionnaire, ni sur un bras déficitaire.
Les erreurs de pression viennent le plus souvent d'un mauvais positionnement du brassard, du bruit de l'environnement qui perturbe l'audition des bruits au stéthoscope (la mesure de la pression

artérielle doit être réalisée dans le calme) ou d'une perception erronée des bruits entendus dans le stéthoscope par le soignant.
Ces erreurs sont importantes, car elles peuvent avoir une incidence sur la prescription médicale, il faut donc être rigoureux dans la réalisation d'une mesure de la pression artérielle.
Il existe toujours un risque d'infection manuportée lorsque le tensiomètre n'est pas nettoyé et désinfecté entre deux malades (surtout si le premier est infecté).

Apports visuels

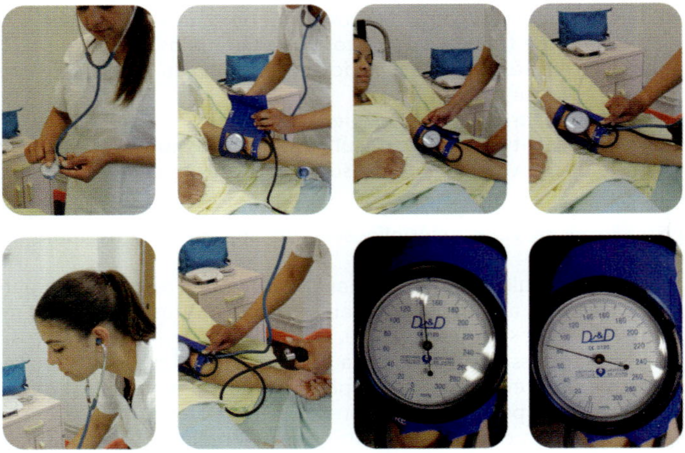

Source : 120 fiches pratiques aide-soignant. P. Delpierre, A. Ramé, 2022.

La mesure de la fréquence cardiaque

Définition

L'objectif du soin est de contrôler de manière régulière la rapidité (fréquence), l'intensité (amplitude) et la régularité (rythme) des pulsations cardiaques et de reporter les résultats sur une courbe de surveillance ou dans le dossier de soins informatisé.
La mesure des pulsations contribue à poser un diagnostic, à suivre l'évolution d'une maladie et à contrôler l'efficacité d'un traitement.
Les pulsations correspondent aux battements cardiaques dont chaque contraction est perçue au niveau des artères à plusieurs endroits du corps, principalement au niveau du poignet (pulsations radiales).

Focus

Pour un adulte, les pulsations normales sont comprises entre 60 et 80 pulsations ou battements par minute (bpm). *La fréquence cardiaque varie avec l'âge.*

- Nouveau-né : de 90 à 190 bpm.
- Bébé de 1 à 2 ans : de 70 à 150 bpm.
- L'enfant de 3 à 5 ans : de 70 à 140 bpm.
- L'enfant de 6 à 12 ans : de 65 à 125 bpm.
- L'adolescent : de 60 à 80 bpm.
- La personne âgée : de 60 à 70 bpm.

Préalable au soin

Le soin s'effectue sur une personne qui est au repos depuis au moins 5 minutes.
Le soignant contrôle dans la fiche de surveillances du dossier de soins du malade les pulsations qui ont été mesurées les jours précédents afin de repérer si ces dernières sont fluctuantes ou stables.
Il se renseigne également sur les pathologies et les traitements qui pourraient être en lien avec la prise des pulsations.

Préparation du matériel

- Une montre avec trotteuse ou une montre digitale (voire un chronomètre).

- Une feuille et un stylo pour inscrire le résultat.
- Une solution hydroalcoolique.

Déroulement du soin

- Frapper à la porte et entrer à l'invitation du malade.
- Allumer le témoin de présence.
- Faire une friction hydroalcoolique des mains.
- Installer la personne en position confortable au lit ou au fauteuil.
- Après quelques minutes de repos, prendre les pulsations au niveau de l'artère radiale (au niveau de la gouttière radiale du poignet) avec les extrémités de l'index et du majeur qui compriment légèrement l'artère. Le pouce se place sous le poignet du patient.
- Lorsque les pulsations sont repérées, compter les battements sur une minute pleine en s'aidant de la montre (ou du chronomètre). Durant le compte des pulsations le soignant apprécie la qualité du rythme cardiaque, sa fréquence et l'amplitude des battements.
- Transmettre le résultat des pulsations au malade.
- Retranscrire le résultat obtenu sur la feuille de surveillance.
- Réinstaller le malade confortablement.
- Faire une friction hydroalcoolique des mains.
- Noter les résultats obtenus dans le dossier de soins du malade (papier ou informatisé) et les transmettre oralement à l'infirmier.

La prise des pulsations peut également être mesurée au niveau de l'artère carotide ou au niveau de l'artère pédieuse. Chez les enfants, la mesure de la fréquence cardiaque peut s'effectuer sous les aisselles, au niveau du poignet ou du cou (artère carotidienne).

Prévention des risques

Pour que le résultat obtenu soit correct, il faut mesurer les pulsations sur 1 minute pleine. Certains soignants mesurent les pulsations sur 15 secondes et multiplient le résultat par 4. Cette méthode est inappropriée, car elle peut entraîner des erreurs surtout si le calcul s'effectue « de tête ». De plus, si le patient présente des troubles du rythme, le chiffre des pulsations n'est pas le reflet exact des battements cardiaques mesurés sur 1 minute pleine. Les pulsations sont aussi mesurables sur un cardioscope, un Dynamap®, et sur un saturomètre.
Si la prise des pulsations concerne des patients avec des troubles cardiaques ou qui sont sous traitement antiarythmique, le résultat de la prise des pulsations doit donc être le plus exact possible.

Vocabulaire médical

- Bradycardie : rythme cardiaque en dessous de la normale (< 60 bpm).
- Tachycardie : rythme cardiaque au-dessus de la normale (> 80 bpm).
- Arythmie : rythme cardiaque irrégulier.
- Palpitations : sensation de battements irréguliers du cœur.

Apports visuels

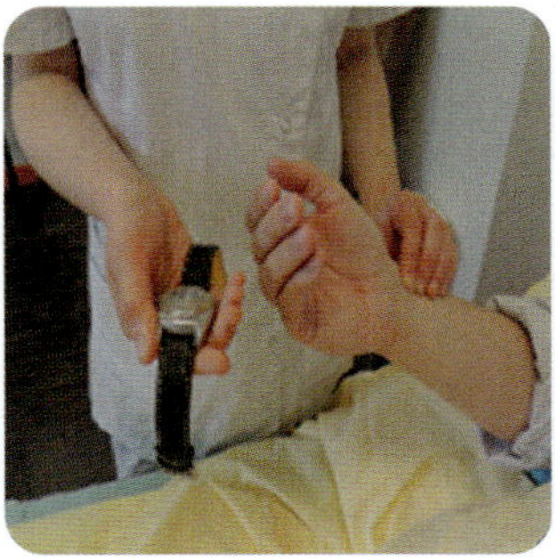

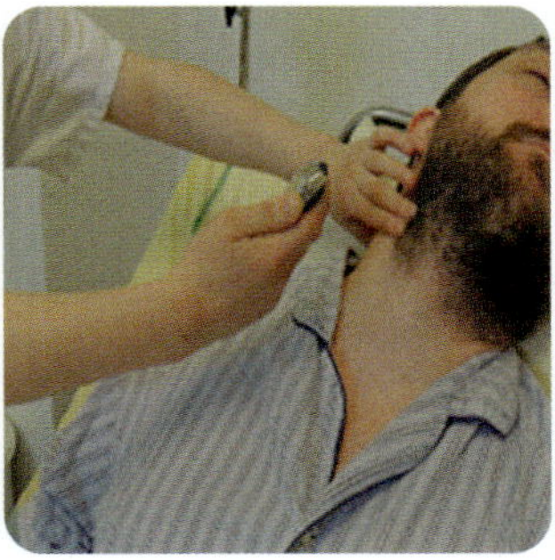

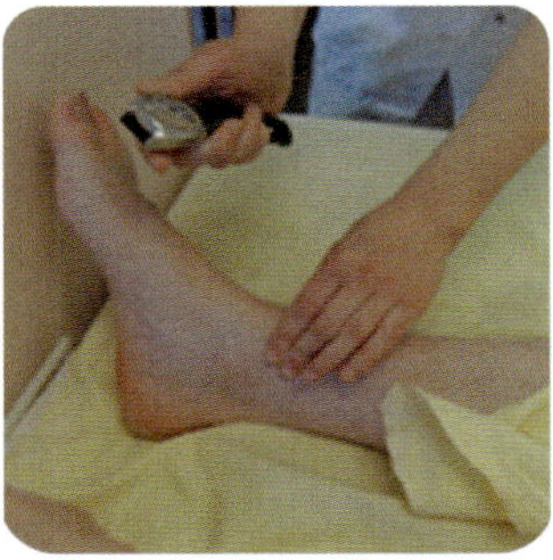

Source : 120 fiches pratiques aide-soignant. P. Delpierre, A. Ramé, 2022.

Fiche 21

La mesure de la fréquence respiratoire

Définition

L'objectif du soin et de contrôler de manière régulière la rapidité, l'intensité et la régularité de la respiration du malade. La mesure de la fréquence respiratoire contribue à poser un diagnostic ou à suivre l'évolution d'une maladie.
La fréquence respiratoire correspond au nombre de mouvements respiratoires (inspiration et expiration) comptabilisés sur 1 minute.
L'évaluation est réalisée par l'observation visuelle directe des mouvements thoraciques. La fréquence est évaluée sur 30 secondes (le résultat sera multiplié par deux) pour une respiration régulière et sur 1 minute entière si cette dernière est irrégulière.

Focus

Pour un adulte, la fréquence respiratoire normale est comprise entre 12 et 20 cycles par minute (cpm). *La fréquence respiratoire varie avec l'âge.*

- Nouveau-né : de 40 à 60 cpm.
- Bébé de 1 à 2 ans : de 30 à 60 cpm.
- L'enfant (puberté) : de 20 à 30 cpm.
- L'adolescent : de 12 à 14 cpm.
- La personne âgée : de 12 à 18 cpm.

Préalable au soin

Le soin s'effectue sur une personne qui est au repos depuis au moins 5 minutes.
Le soignant contrôle, dans la fiche de surveillances du dossier de soins du malade, les fréquences respiratoires qui ont été mesurées les jours précédents afin de repérer si ces dernières sont fluctuantes ou stables.
Il se renseigne également sur les pathologies et les traitements qui pourraient être en lien avec la fréquence respiratoire.
La fréquence respiratoire peut également être mesurée sur un cardioscope avec mesure respiratoire.

Préparation du matériel

- Une montre avec trotteuse ou une montre digitale (voire un chronomètre).
- Une feuille et un stylo pour inscrire le résultat.
- Une solution hydroalcoolique.

Déroulement du soin

- Frapper à la porte et entrer à l'invitation du malade.
- Allumer le témoin de présence.
- Installer la personne en position confortable au lit en position demi-assise ou au fauteuil. La mesure s'effectue dans un endroit calme et silencieux.
- Faire une friction hydroalcoolique des mains.
- S'assurer que la personne est bien au calme depuis au moins 5 minutes.
- Mettre une main sur le haut du thorax de la personne et comptabiliser le nombre de fois où la main se soulève sur 1 minute.
- Durant le compte de la fréquence respiratoire, le soignant apprécie la qualité du rythme et l'amplitude des mouvements respiratoires.
- Transmettre le résultat de la fréquence respiratoire au malade.
- Retranscrire le résultat obtenu sur une feuille.
- Réinstaller le malade confortablement.
- Faire une friction hydroalcoolique des mains.
- Noter les résultats obtenus dans le dossier de soins du malade (papier ou informatisé) et les transmettre oralement à l'infirmier.

Prévention des risques

La difficulté dans la mesure de la fréquence respiratoire est de devoir poser une main sur le thorax de la personne. On imagine sans peine que ce geste effectué sur une personne de sexe opposé peut gêner le malade ou le soignant. Dans ce cas, on regarde simplement le nombre de fois où le thorax de la personne se soulève sur 1 minute.
Si le malade est agité ou s'il est sensible à « l'effet blouse blanche », le résultat obtenu peut être incorrect. Il faut donc bien expliquer le déroulé du soin au malade et s'assurer qu'il a bien compris et qu'il accepte de collaborer.

Vocabulaire médical

- Dyspnée : difficulté respiratoire inconfortable.
- Bradypnée : rythme respiratoire en dessous de la normale (< 12 cpm).

- Tachypnée : rythme respiratoire au-dessus de la normale (< 20 cpm).
- Eupnée : le terme désigne une respiration normale.

Apports visuels

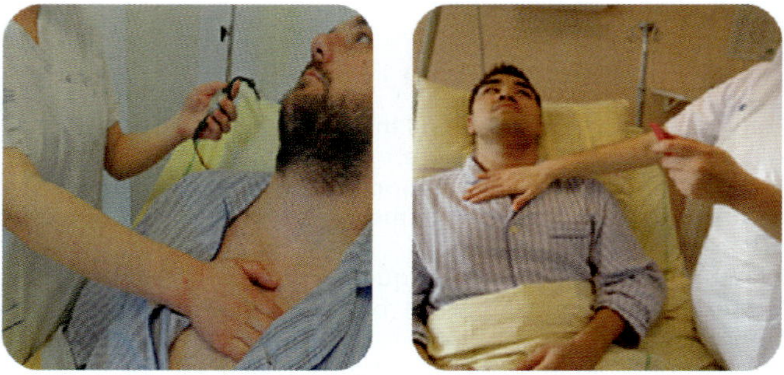

Source : 120 fiches pratiques aide-soignant. P. Delpierre, A. Ramé, 2022.

La mesure de la température corporelle

Définition

La température corporelle d'un individu résulte de la différence entre la production de chaleur (thermogenèse) et la perte de chaleur de l'organisme (thermolyse).
Pour un adulte, la température normale se situe autour de 37 °Celsius (plus ou moins 0,5 °C).
La mesure de la température contribue à poser un diagnostic ou à suivre l'évolution d'une maladie ou d'un traitement (antibiotique, antipyrétique).
L'objectif du soin est de contrôler de manière régulière la température corporelle du patient. Dans la pratique courante, la prise de la température s'effectue en même temps que la prise de la pression artérielle, de la fréquence respiratoire et des pulsations (paramètres vitaux) ou de manière isolée en cas de pic thermique.

Préalable au soin

Le soin s'effectue sur un malade qui est au repos depuis au moins 5 minutes.
L'aide-soignant contrôle, dans la fiche de surveillances du dossier de soins, les résultats de la température corporelle mesurés les jours précédents afin de repérer si ces derniers sont fluctuants ou stables.
Il se renseigne également sur les pathologies infectieuses et sur les traitements qui pourraient être en lien avec la température corporelle.
L'aide-soignant nettoie et désinfecte l'environnement du patient et tout le matériel nécessaire au soin.

Préparation du matériel

- Un plateau de soins préalablement nettoyé et désinfecté.
- Un thermomètre tympanique avec son embout protecteur à usage unique.
- Un réniforme ou un sac-poubelle.
- Une feuille et un stylo à bille noir pour inscrire le résultat (feuille de surveillance du dossier de soins ou papier libre).
- Une solution hydroalcoolique.

Fiches de soins AS

Déroulement du soin

- Frapper à la porte et entrer à l'invitation du malade.
- Allumer le témoin de présence.
- Installer la personne en position confortable au lit en position demi-assise ou au fauteuil.
- Faire une friction hydroalcoolique des mains.
- S'assurer que la personne est bien au calme depuis au moins 5 minutes.
- Prendre le thermomètre tympanique préalablement nettoyé et mettre en place la protection à usage unique.
- Exercer une légère pression vers le bas, au niveau du lobe de l'oreille, afin de permettre une meilleure pénétration de l'appareil.
- Introduire délicatement l'extrémité protégée du thermomètre dans le conduit auditif.
- Appuyer sur le bouton de démarrage et relâcher le bouton-pression lorsqu'on entend un « bip ». Après quelques secondes, la mesure apparaît sur l'appareil.
- Enlever le thermomètre de l'oreille. Jeter l'embout de protection dans le sac-poubelle.
- Transmettre le résultat obtenu au malade.
- Noter le résultat sur la feuille de surveillance ou sur le papier libre.
- Réinstaller convenablement le malade.
- Éteindre le témoin de présence.
- Effectuer une friction hydroalcoolique des mains.
- Nettoyer et ranger le matériel.
- Transmettre le résultat de la température oralement à l'infirmier et par écrit sur la feuille de surveillance du dossier de soins (courbe de température) ou dans le dossier de soins informatique. Signaler également si la peau du malade est froide ou chaude et si ce dernier présente des sueurs.

Prévention des risques

La prise de la température corporelle présente peu de risque. On note quelques fois des douleurs au niveau du tympan lorsqu'on fait pénétrer l'appareil dans le canal auditif.
On peut également obtenir des résultats erronés si l'appareil n'est pas positionné correctement dans le pavillon de l'oreille.
Le thermomètre à mercure n'est plus utilisé dans les services car il s'agissait de thermomètres en verre qui pouvaient se briser facilement et répandre le mercure qu'il contenait. On peut par contre aussi utiliser des thermomètres électroniques qui se positionnent dans l'anus, sous le bras ou dans le pli inguinal.

La prise de la température anale est contre-indiquée si le patient présente une fistule, des douleurs ou des hémorroïdes.

Vocabulaire médical

- Hyperthermie : l'hyperthermie correspond à une augmentation de la température corporelle qui est bien au-dessus de la normale (37,5 °C). Le terme fait plutôt référence à des températures corporelles comprises entre 38,5 et 40 °C.
- Hypothermie : l'hypothermie correspond à une diminution de la température corporelle au-dessous de la normale (36,5 °C). Une hypothermie significative se situe en dessous de 36 °C.
- Hyperthermie maligne : l'hyperthermie maligne est une élévation de la température corporelle mettant en jeu le pronostic vital. Elle est habituellement due à une réponse exagérée du métabolisme consécutive à l'utilisation simultanée ou isolée d'un myorelaxant dépolarisant ou d'un puissant anesthésique volatile inhalé.
- Fièvre : c'est un terme « populaire » qui désigne une température corporelle supérieure à 38 °C (il vaut mieux utiliser le terme d'hyperthermie).
- Fébricule : légère augmentation de la température corporelle.

Apports visuels

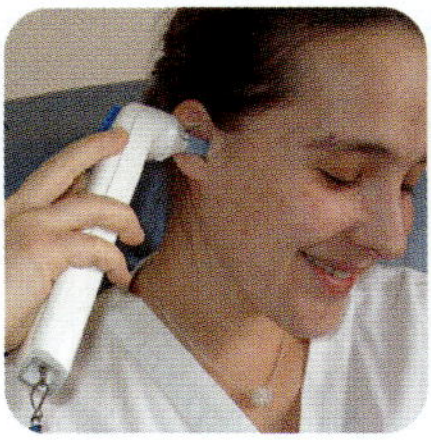
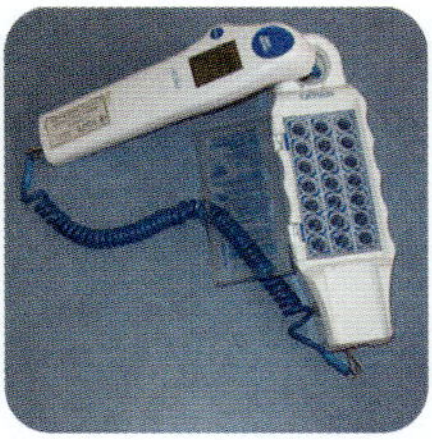
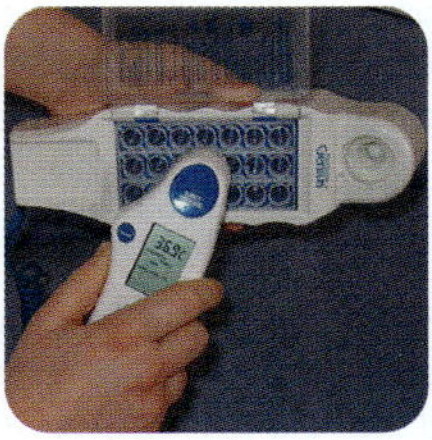
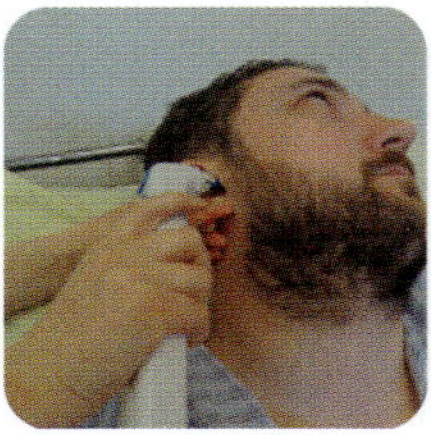
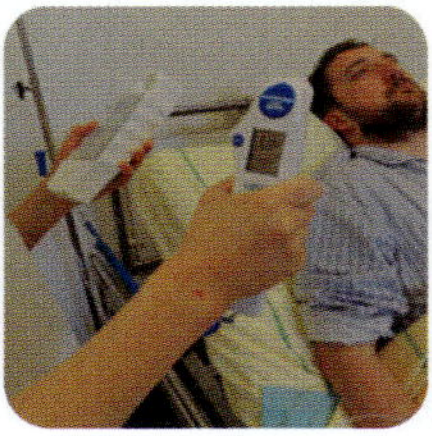
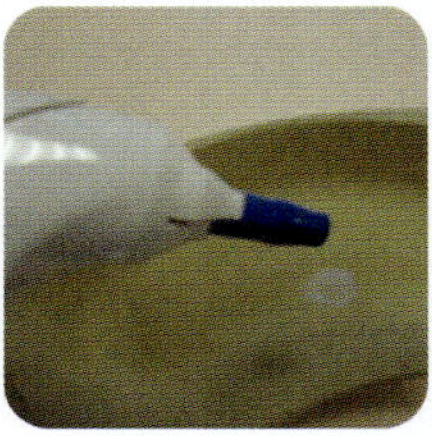

Source des trois premières images : Guide AS Aide-soignant : modules 1 à 8 + AGFSU, 4e édition, 978-2-294-75906-2, Jacqueline Gassier, Véronique Georges, Sonia Dekhar, et al., 2017.
Source des trois dernières images : 120 fiches pratiques aide-soignant. P. Delpierre, A. Ramé, 2022.

Fiche 23

La mesure de la saturation en oxygène

Définition

L'hémoglobine est responsable de l'acheminement de l'oxygène dans le corps humain et le pourcentage de fixation de l'oxygène dans le système sanguin est un indicateur clinique très important, surtout lorsque ce chiffre est anormalement bas. *Il existe deux méthodes différentes pour mesurer la saturation en oxygène.*

- La saturation en oxygène qui représente la part, en pourcentage, de l'hémoglobine saturée en oxygène par rapport à la quantité totale d'hémoglobine présente dans le sang du patient. C'est une méthode non invasive et rapide qui permet un suivi continu de la saturation partielle en oxygène (SpO_2) et de la fréquence cardiaque (oxymétrie de pouls).
- La mesure de la saturation artérielle en oxygène (SaO_2) qui implique un prélèvement sanguin artériel et une analyse réalisée par un analyseur de gaz sanguin en laboratoire.

L'objectif du soin est de surveiller la fonction respiratoire des personnes fragiles (adultes, personnes âgées et enfants) afin de dépister une hypoxémie et une hypoxie. La saturation permet, grâce au saturomètre, de surveiller également la fréquence cardiaque.

Focus

Pour un adulte, la saturation en oxygène se situe entre 94 et 100 %. Une saturation inférieure à 90 % est le signe d'une hypoxémie.
Pour un enfant, une saturation normale est supérieure à 95 %. Une saturation inférieure à 94 % est considérée comme anormale.
Les personnes de plus de 70 ans ont souvent un niveau d'oxygène proche de 95 % sans que cela soit considéré comme anormal.

Préalable au soin

L'aide-soignant contrôle, dans la fiche de surveillances du dossier de soins, les résultats des saturations mesurées les jours précédents afin de repérer si ces dernières sont fluctuantes ou stables.
Il se renseigne également sur les pathologies cardiorespiratoires et sur les traitements qui pourraient être en lien avec une modification de la saturation (oxygénothérapie par exemple).

Avant et après chaque utilisation, le matériel doit être nettoyé et désinfecté. Le soin s'effectue en même temps que la mesure des autres paramètres vitaux.

Préparation du matériel

- Un plateau de soins préalablement nettoyé et désinfecté.
- Une compresse et de l'alcool.
- Un saturomètre équipé d'un capteur adapté.
- Un stylo et la feuille de surveillance (à défaut une feuille libre).
- Une solution hydroalcoolique.
- Une paire de gants à usage unique non stériles.
- Une lingette de ménage et un produit nettoyant-désinfectant (type Surfanios®).
- Un sac-poubelle propre.

Déroulement du soin

- Allumer le témoin de présence de la chambre.
- Effectuer une friction hydroalcoolique des mains.
- Prévenir la personne de l'objectif du soin.
- Vérifier que la personne est bien installée en position demi-assise.
- Si la personne est sous oxygénothérapie, surveiller le bon fonctionnement du matériel ainsi que l'aspect des téguments (cyanose, pâleur).
- À l'aide de la compresse imbibée d'alcool, nettoyer le doigt sur lequel sera posé le capteur du saturomètre.
- Placer le capteur (pince) sur le doigt (le plus souvent l'index).
- Relever les résultats de la saturation et de la fréquence cardiaque sur le moniteur.
- Transmettre les résultats au malade.
- Noter les résultats de la mesure sur la feuille de surveillance des paramètres (dossier de soins) ou sur papier libre pour le reporter sur le dossier informatisé lors des transmissions.
- Retirer le capteur.
- Effectuer une friction hydroalcoolique des mains et mettre la paire de gants à usage unique.
- À l'aide de la lingette de ménage imbibée de produit nettoyant-désinfectant, nettoyer la pince et le moniteur.
- Ôter et jeter les gants dans le sac-poubelle.
- Vérifier que la personne est bien installée et éteindre la présence de la chambre.
- Transmettre le résultat sans tarder à l'infirmière et, si ce n'est pas encore fait, noter le résultat de la saturation et de la fréquence cardiaque dans le dossier de soins, ainsi que la date et l'heure de la mesure et la surveillance du malade (surtout si celui-ci est sous oxygénothérapie).

Prévention des risques

Absence de résultats ou résultats imprécis.

- Pulsations cardiaques faibles ou irrégulières.
- Personne agitée.
- Mauvais positionnement du capteur.
- Hypothermie, frissons.
- Vasoconstriction périphérique (changement du site de mesure ou du capteur).
- Anémie sévère (hémoglobine et hématocrite bas).
- Trouble du rythme.
- Œdème au niveau du site de mesure.
- Présence de vernis à ongles sur le site de mesure.

Vocabulaire médical

- Hypoxémie : diminution du taux d'oxygène dans le sang.
- Hypoxie : diminution du taux d'oxygène dans les tissus.
- Anoxie : diminution de l'oxygène apporté par le sang aux tissus (anoxie cérébrale).

Apports visuels

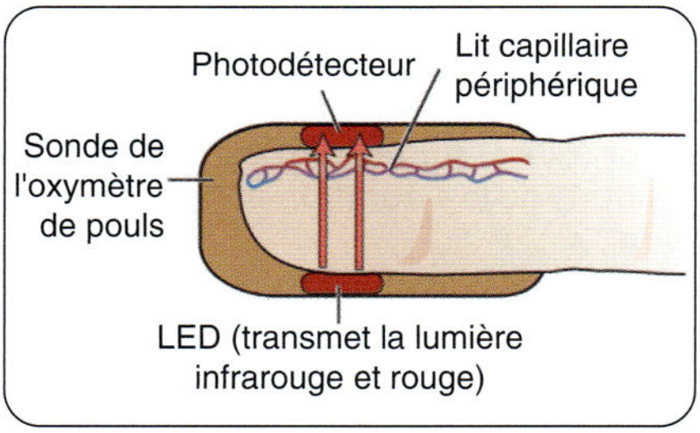

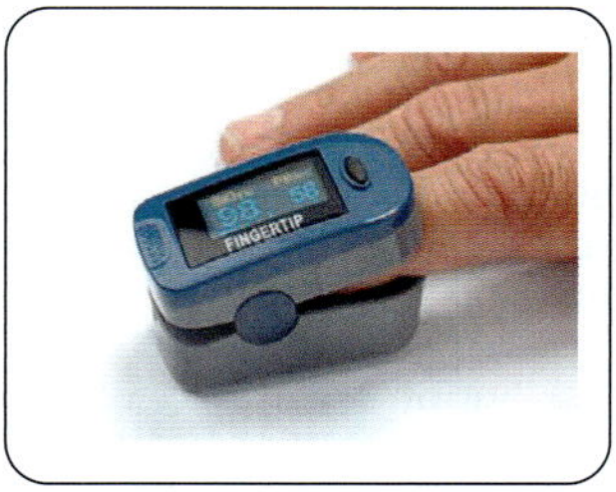

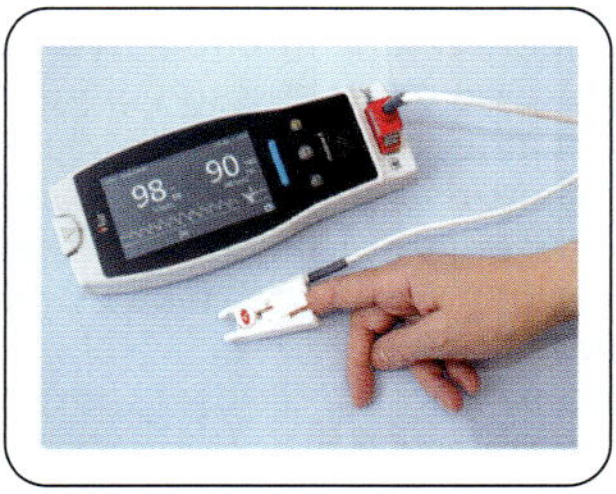

Source de la première figure : Medical Assistant: Cardiopulmonary Systems, Vital Signs, Electrocardiography and CPR—Module D, Second Edition. Elsevier: 2016. Source de la deuxième figure : GTI medicare GmbH, Hattingen, Germany. Source de la troisième figure : Andreas Walle, Hamburg.

La surveillance de la diurèse

Définition

La diurèse est le volume d'urine sécrété par les reins pendant une période de temps donnée (généralement 24 heures).
La mesure de la diurèse permet de surveiller efficacement le volume urinaire journalier et ainsi d'objectiver le bon fonctionnement rénal. La diurèse permet également de surveiller un traitement (diurétique) ou la bonne hydratation d'une personne (adulte et enfant). Elle permet en outre d'établir le bilan des entrées et des sorties.
La diurèse normale pour un adulte est comprise entre 1000 et 1500 ml/24 heures (ce chiffre tient compte des apports liquidiens journaliers : boissons, perfusion).
La diurèse du nouveau-né (<1 mois) est comprise entre 50 et 200 ml/24 heures.
La diurèse du nourrisson (de 1 à 24 mois) est comprise entre 300 et 1000 ml/24 heures.
La diurèse de l'enfant (de 2 à 12 ans) est d'environ 1000 ml/24 heures.

Préalable au soin

Le soignant contrôle, dans la fiche de surveillances du dossier de soins, les résultats des diurèses mesurées les jours précédents afin de repérer si ces derniers sont fluctuants ou stables.
Il se renseigne également sur les pathologies rénales et sur les traitements qui pourraient être en lien avec une modification de la diurèse (perfusion, diurétique).
Avant et après chaque utilisation, le matériel doit être nettoyé et désinfecté. Le soin s'effectue habituellement en même temps que la mesure des autres paramètres vitaux. Le soin présenté dans cette fiche est un recueil des urines de 24 heures.

Préparation du matériel

- Un bocal à urines propre muni d'un couvercle et étiqueté au nom du malade.
- Un tablier de protection.
- Une paire de gants à usage unique non stériles.
- Un urinal ou un bassin de lit propre.
- Une solution hydroalcoolique.

- Une lingette de ménage et un produit nettoyant-désinfectant (type Surfanios®).
- Un sac-poubelle propre.

Déroulement du soin

- Allumer le témoin de présence de la chambre.
- Effectuer une friction hydroalcoolique des mains.
- Prévenir la personne du déroulement du soin.
- Vérifier que la personne a bien compris qu'elle doit conserver la totalité de ses urines, de jour comme de nuit. Et qu'il ou elle doit uriner avant d'aller à la selle (urinal ou bassin).
- Mettre le tablier de protection. Effectuer une FHA.
- Enfiler la paire de gants à usage unique.
- Demander à la personne d'uriner dans l'urinal ou le bassin. Puis jeter les urines.
- Si la personne n'a pas envie d'uriner, on débute le soin.
- Noter l'heure à laquelle débute la diurèse : exemple 8 heures. Le recueil de la diurèse s'effectuera le lendemain matin à la même heure.
- Ôter et jeter les gants et le tablier dans le sac-poubelle. Fermer le sac et mettre un sac-poubelle propre.
- Prévenir l'ensemble des équipes qu'une diurèse de 24 heures est en cours afin que les soignants ne jettent pas les urines du malade. Notamment, si celui-ci est porteur d'une sonde urinaire ou d'un étui pénien.
- Mettre une pancarte dans le cabinet de toilette avec l'inscription : diurèse de 24 heures en cours.

Le lendemain matin.

- Avant de débuter le soin, demander à l'infirmier si on doit conserver les urines pour un examen ou si les urines peuvent être vidées dans les W-C.
- Allumer le témoin de présence de la chambre.
- Mettre le tablier de protection.
- Effectuer une friction hydroalcoolique des mains.
- Mettre les gants à usage unique.
- À la même heure que la veille (8 heures), demander au malade d'uriner. Ajouter ses urines dans le bocal de recueil et noter le volume total de la diurèse.
- Si le malade n'a pas envie d'uriner, stopper la diurèse à 8 heures et noter le volume total des urines contenues dans le bocal de recueil.
- Si aucun examen urinaire n'est en cours, vider le bocal à urines dans les W-C.
- Mettre un bocal à urines propre.

- Ôter et jeter les gants et le tablier de protection dans le sac-poubelle. Fermer le sac et mettre un sac-poubelle propre.
- Éteindre le témoin de présence de la chambre.
- Emmener le bocal à urines sale dans le lave-bassin (ne pas le rincer).
- Effectuer une friction hydroalcoolique des mains.
- Noter le résultat de la diurèse dans le dossier de soins du malade.
- Transmettre oralement la diurèse à l'infirmier.

Transmission du soin

- Signaler le volume de la diurèse et les pertes d'urines éventuelles.
- Noter l'aspect, l'odeur et la couleur des urines.
- Noter les propos significatifs du malade : douleurs ou brûlures à miction, difficultés pour uriner…

Vocabulaire médical

- Dysurie : désigne toute difficulté pour uriner quelle qu'en soit la cause.
- Polyurie : élimination excessive d'urine.
- Oligurie : diminution importante de la diurèse.
- Pollakiurie : désigne fait d'uriner très souvent, mais en petites quantités.
- Hématurie : présence de sang dans les urines.
- Anurie : arrêt de la production d'urine par les reins.

Apports visuels

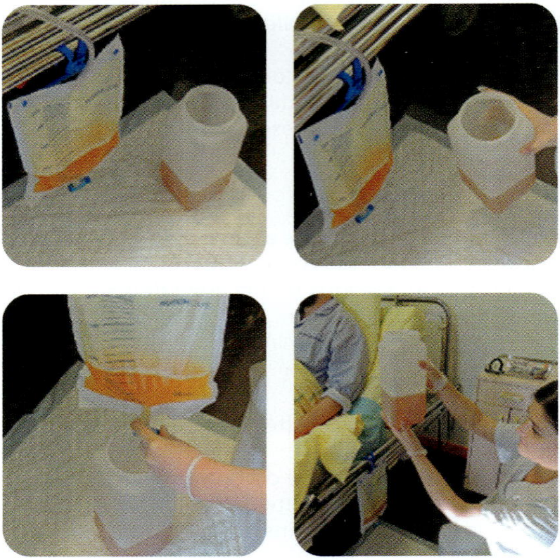

Source : 120 fiches pratiques aide-soignant. P. Delpierre, A. Ramé, 2022.

La surveillance de la conscience

Définition

La conscience est la connaissance immédiate que chaque individu possède de son existence, de ses actes et du monde extérieur qui l'entoure. La conscience fait intervenir l'ensemble des facultés cognitives : les savoirs, les sensations, la mémoire, les savoir-être et les savoir-faire (expérience).

Ce soin a pour but de contrôler si le malade possède une bonne vigilance et une bonne réactivité afin de prévenir une aggravation de l'état physiologique et neurologique.

Un trouble de la conscience est diagnostiqué si des stimuli répétés ne suscitent pas ou peu de réactions de la part du malade.

Focus

Pour les adultes, l'outil le plus utilisé pour surveiller la conscience est le score de Glasgow (tableau 25.1).

Cet outil, initialement conçu pour apprécier la gravité des comas, est utilisé pour quantifier le degré de conscience d'une personne.

Le score de Glasgow comprend trois critères : l'ouverture des yeux est notée sur 4, la réponse verbale est notée sur 5 et la réponse motrice est notée sur 6. La somme des notes va de 3 (coma profond) à 15 (conscience normale). On parle d'inconscience lorsque le malade a un score inférieur à 8.

Préalable au soin

Avant d'effectuer un contrôle de la conscience, il faut prendre connaissance du dossier de soins du malade dans lequel sont consignés les précédents contrôles afin de vérifier leur évolution.

Préparation du matériel

- Une lampe pour contrôler la réactivité des pupilles.
- La feuille de surveillance des paramètres (dossier de soins ou une feuille de papier libre) et un stylo.
- Une solution hydroalcoolique.

Tableau 25.1. Score de Glasgow.

Activité	Score	Description
Ouverture des yeux	4	Spontanée
	3	À la demande
	2	À la douleur
	1	Aucune
Réponse verbale	5	Orientée
	4	Confuse
	3	Paroles inappropriées
	2	Sons incompréhensibles
	1	Aucune
Réponse motrice	6	Obéit aux commandes
	5	Localise à la douleur
	4	Retrait à la douleur
	3	Flexion anormale (décortication)
	2	Extension anormale (décérébration)
	1	Aucune
Total		

Déroulement du soin

- Allumer le témoin de présence de la chambre.
- Effectuer une friction hydroalcoolique des mains.
- *Certaines réactions sont à vérifier pour apprécier les paramètres de la conscience :*
  - l'ouverture et la fermeture des yeux à la demande en répondant à un ordre simple : « Ouvrez les yeux » – « Fermez les yeux »;
  - l'orientation du regard et la capacité de suivre un objet des yeux : l'aide-soignant demande au malade de suivre du regard le mouvement d'un doigt ou d'un stylo, de gauche à droite. Le patient bien orienté suit l'objet (ou le doigt), même s'il ne peut pas tourner la tête;
  - la réactivité des pupilles : à l'aide d'une lampe électrique, l'aide-soignant vérifie que la pupille du malade se rétrécit à la lumière et qu'elle revient à la normale lorsque la lumière est retirée. Quand la pupille est rétractée et ne revient pas à la normale, c'est un myosis. Quand elle reste dilatée sans retour à la normale, c'est une mydriase. L'un et l'autre représentent une urgence qui doit être signalée sans tarder à l'infirmier;

- la réponse à des questions simples : quel jour sommes-nous ? Quel est votre nom ? Dans quel hôpital sommes-nous ?
- pour les patients qui ne peuvent pas s'exprimer, il faut convenir avec eux d'un code simple pour communiquer : clignement des paupières, serrage de la main pour répondre par oui ou par non. Demander par exemple au malade de serrer la main droite pour répondre oui (ou de cligner la paupière droite) et de serrer la main gauche (ou de cligner de la paupière gauche) pour répondre non. Prendre les deux mains du malade dans les siennes et poser les questions : Avez-vous mal ? Voulez-vous que je vous remonte dans le lit ?

- Observer les attitudes et les mimiques du malade : postures, tremblements, l'expression du regard, le comportement (torpeur, agitation, asthénie).
- Dépister les signes de détresse vitale en contrôlant les paramètres vitaux, la conscience et la réactivité des pupilles.
- Pour les patients présentant des troubles de la conscience, l'aide-soignant vérifie l'absence de risque : risque de chute, troubles de la déglutition, obstruction des voies aériennes par la chute de la langue, risque d'escarre au niveau des points d'appui…
- Installer ensuite le malade confortablement en position demi-assise.
- Éteindre le témoin de présence de la chambre.
- Effectuer une friction hydroalcoolique des mains.
- Transmettre les informations oralement à l'infirmier et par écrit dans le dossier de soins.

Transmission du soin

- Transmettre l'état de conscience et d'orientation du malade dans le temps et dans l'espace. Signaler le score de Glasgow.
- Signaler la surveillance clinique en donnant le résultat des paramètres vitaux et de la réactivité pupillaire.
- Noter toute modification de la conscience du malade.

Apports visuels

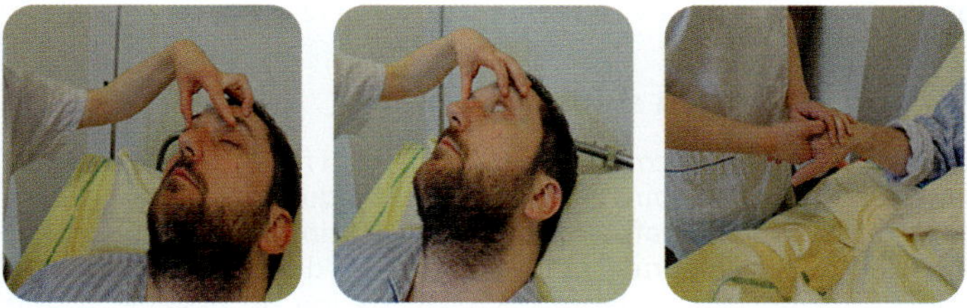

Source : 120 fiches pratiques aide-soignant. P. Delpierre, A. Ramé, 2022.

Fiche 26

La surveillance de la douleur

Définition

Selon la définition officielle de l'Association internationale pour l'étude de la douleur (IASP) : « Le processus douloureux est une expérience sensorielle et émotionnelle désagréable associée, ou ressemblant, à celle liée à une lésion tissulaire réelle ou potentielle. » La douleur peut être aiguë ou chronique.

La douleur aiguë joue un rôle d'alarme qui va permettre à l'organisme de réagir et de se protéger face à un stimulus mécanique, chimique ou thermique. Les récepteurs de la douleur (nocicepteurs), localisés au niveau de la peau, des muscles, des articulations, ou des viscères, envoient l'information douloureuse sous forme d'influx nerveux (impulsions électriques) vers le cerveau où la douleur sera interprétée.

Si la douleur aiguë persiste au-delà de 3 mois, elle évolue en douleur chronique. La douleur n'est plus un symptôme, mais devient une maladie : douleurs musculaires, douleurs articulaires, migraines, douleurs associées à des lésions nerveuses.

Focus

Les douleurs relèvent de plusieurs mécanismes.

- Les douleurs inflammatoires (douleurs articulaires).
- Les douleurs neuropathiques (atteintes du système nerveux central ou périphérique).
- Les douleurs mixtes : elles associent une composante inflammatoire et une composante neuropathique (lombosciatiques).
- Les douleurs nociplastiques : elles sont liées à une altération de la nociception (fibromyalgie, troubles fonctionnels intestinaux, céphalées chroniques).

Le ressenti de la douleur est un phénomène subjectif qui peut être vécu différemment selon les individus, mais aussi chez une même personne selon son environnement et selon le contexte.

Préalable au soin

Avant d'effectuer un contrôle de la douleur, il faut prendre connaissance du dossier de soins du malade dans lequel sont consignés les précédents contrôles afin de voir leur évolution.

Avant d'effectuer une évaluation de la douleur, le soignant doit s'informer sur le degré de participation du malade. Il doit connaître les chiffres des évaluations précédentes, ainsi que le type d'outils utilisés. Il doit s'informer sur le traitement antalgique du malade.

Préparation du matériel

L'évaluation de la douleur dépend impérativement du degré de participation du patient. Lorsque celui-ci est en mesure d'évaluer objectivement sa douleur, *on emploie plusieurs outils.*

- Échelle visuelle analogique (EVA).
- Échelle numérique simple (ENS).
- Échelle verbale simple (EVS).
- Un stylo et la feuille de surveillance des paramètres du dossier de soins du malade.
- Une solution hydroalcoolique.

Déroulement du soin

- Allumer le témoin de présence de la chambre.
- Effectuer une friction hydroalcoolique des mains.
- Se montrer disponible et à l'écoute des demandes du patient.
- *Lui proposer d'évaluer sa douleur en utilisant l'échelle d'évaluation retenue par le service.*
  - L'EVA : elle se présente sous la forme d'une réglette en plastique de 10 cm graduée en millimètres qui est présentée au patient horizontalement. Sur la face présentée au patient se trouve un curseur que celui-ci doit mobiliser le long d'une ligne droite dont l'une des extrémités correspond à aucune douleur et l'autre extrémité à une douleur maximale. Le patient doit positionner le curseur à l'endroit de la ligne qui correspond à la douleur qu'il ressent. Sur l'autre face de la réglette se trouve des graduations chiffrées, de 0 à 10, et le soignant notera le chiffre correspondant au curseur de la réglette. Transmettre le résultat au patient et le noter sur la feuille de surveillance des paramètres vitaux du dossier de soins.
  - L'EVS : c'est une échelle catégorielle constituée d'une liste de quatre ou cinq qualificatifs placés dans un ordre croissant d'intensité : douleur absente, modérée, moyenne, forte ou insupportable. Chaque qualificatif est noté de 0 à 4. Reporter le chiffre sur la feuille de surveillance des paramètres vitaux du dossier de soins.
  - L'échelle numérique : cette méthode permettant d'évaluer l'intensité de la douleur par l'affectation d'un chiffre donné par le malade. On demande au malade de quantifier sa douleur avec des notes allant de 0 à 10 (0 étant l'absence de douleur et 10 une douleur insupportable). Reporter la note sur la feuille de surveillance des paramètres vitaux du dossier de soins.

– L'échelle comportementale : les échelles comportementales sont des outils d'hétéro-évaluation, c'est-à-dire réalisés par un tiers. Elles évaluent indirectement l'existence de l'intensité douloureuse d'un patient ayant des troubles de la communication ou présentant des troubles sévères des fonctions supérieures. Elles reposent sur l'observation par les soignants des modifications, des attitudes corporelles, du comportement du patient, susceptibles d'être présentés par un patient douloureux (échelle Doloplus, échelle Heden).

- Le résultat de ces échelles est transmis dans le dossier de soins du malade.
- Éteindre le témoin de présence de la chambre.
- Effectuer une friction hydroalcoolique des mains.
- Transmettre les informations oralement à l'infirmier.

Focus

L'ANAES (Agence nationale d'accréditation et d'évaluation en santé) préconise d'utiliser les échelles numériques d'une certaine manière.

- De 0 à 1 : simple inconfort.
- De 1 à 3 : douleur légère.
- De 3 à 5 : douleur modérée.
- De 5 à 7 : douleur intense.
- De 7 à 10 : douleur très intense.

Transmission du soin

- Signaler à l'infirmier toute douleur verbalisée par le patient.
- Retranscrire les mots exacts exprimés par le malade.
- Localiser précisément la douleur et son mode d'apparition.
- Transmettre l'évaluation de la douleur en fonction de l'outil choisi.
- Transmettre les signes cliniques associés : visage crispé et douloureux, position antalgique, tachycardie, sueurs, pleurs, changements de comportement ou d'humeur.
- Transmettre toutes ces informations lors des transmissions interéquipes.

Apports visuels

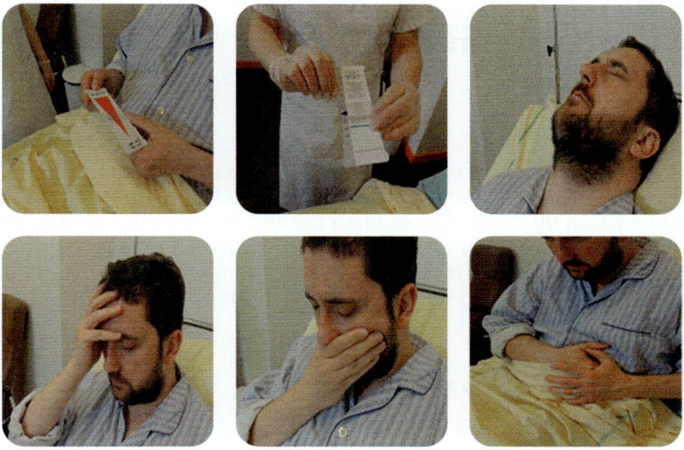

Source : 120 fiches pratiques aide-soignant. P. Delpierre, A. Ramé, 2022.

Fiche 27

La mesure de la glycémie par captation capillaire

Définition

La glycémie capillaire consiste à prélever du sang provenant du système vasculaire capillaire grâce à une piqûre transcutanée réalisée au niveau d'un doigt. Cet examen permet de surveiller le taux de sucre dans le sang (glycémie). La lecture s'effectue à l'aide d'un lecteur de glycémie à lecture instantanée.
Le soin fait partie des compétences de l'aide-soignant : arrêté du 10 juin 2021.

Préalable au soin

- Prévenir la personne de l'examen qui doit être réalisé à jeun. S'il s'agit d'une personne valide, lui demander de faire un lavage des mains au savon doux. Sinon le lavage des mains sera effectué par un soignant.
- Contrôler dans le dossier de soins les résultats de la glycémie effectuée les jours précédents afin de vérifier s'ils sont constants ou fluctuants.

Préparation du matériel

- Une solution hydroalcoolique (SHA).
- Une paire de gants de protection non stériles.
- Un plateau de soins désinfecté pour poser le matériel.
- Un lecteur de glycémie avec ses bandelettes.
- Un système autopiqueur à usage unique.
- Une cuvette propre et un gant de toilette pour laver la main et les doigts du site de prélèvement. (On peut aussi utiliser des compresses non stériles, du savon et du sérum physiologique pour rincer.)
- Des compresses non stériles.
- Des essuie-mains de type Sopalin.
- Un container DASRI pour les objets coupants, piquants, tranchants (OCPT).

Déroulement du soin

Si besoin d'expliquer (ou réexpliquer l'intérêt du soin) : examen de contrôle de la glycémie.

- Assurer le lavage de la main et des doigts avec la cuvette, le gant de toilette et le savon doux. Essuyer la main à l'aide du Sopalin. Si la personne est autonome, elle effectue le lavage des mains seule.
- Allumer le lecteur de glycémie et introduire la bandelette.
- Préparer le système autopiqueur.
- Effectuer une friction hydroalcoolique des mains, puis enfiler la paire de gants non stériles.
- Piquer le doigt choisi sur le côté, et non sur la pulpe, pour effectuer la ponction (éviter de piquer le pouce ou l'index de la main), puis exercer une légère pression sur le doigt afin de faire perler la goutte de sang.
- Jeter la lancette de l'autopiqueur dans la boîte OCPT (éjection automatique).
- Mettre la goutte de sang en contact avec la bandelette du lecteur de glycémie (le sang remonte sur la bandelette par capillarité).
- À l'aide d'une compresse non stérile exercer une pression sur le doigt ponctionné.
- Attendre que le résultat de la glycémie s'affiche sur le lecteur.
- Noter le résultat affiché et le transmettre à la personne.
- Éliminer la bandelette dans le container OCPT.
- S'assurer que la personne est bien installée et qu'elle n'a besoin de rien.
- Si le saignement est arrêté, jeter la compresse dans le sac-poubelle de la chambre. Sinon demander à la personne d'exercer une pression supplémentaire sur le doigt à l'aide de la compresse et approcher le sac-poubelle près du lit pour que la personne puisse y jeter la compresse lorsque le point de ponction ne saignera plus.
- Ôter les gants de protection et les jeter dans le sac-poubelle de la chambre.
- Effectuer une friction hydroalcoolique des mains.
- Assurer la transmission du soin oralement à l'infirmier et par écrit dans le dossier de soins de la personne.

Focus

Résultats normaux.

La glycémie à jeun est normale lorsque les résultats sont compris entre 0,74 et 1,06 g/L (soit entre 4,04 et 5,83 mmol/L).

Hyperglycémie.
Lorsque les résultats obtenus à jeun sont compris entre 1,07 et 1,10 g/L (entre 5,83 et 6,1 mmol/L), l'hyperglycémie est dite modérée.
Si les résultats réalisés à jeun sont supérieurs à 1,26 g/L (> 7 mmol/L), le diagnostic de diabète peut être envisagé, si la glycémie à jeun reste supérieure pendant plusieurs jours de suite (dans les mêmes conditions de prélèvement).
Hypoglycémie.
Lorsque les résultats obtenus à jeun sont inférieurs à 0,7 g/L (< 4 mmol/L), la personne est dite en hypoglycémie.

Transmission du soin

Les résultats de la glycémie doivent être transmis rapidement à l'infirmier, car ils lui sont utiles pour adapter la dose éventuelle d'insuline.
Les résultats sont ensuite transmis par écrit dans le dossier de soins et les résultats anormaux (hypo- et hyperglycémie) peuvent faire l'objet de l'ouverture d'une transmission ciblée.
La transmission des résultats s'accompagne des propos significatifs du malade (malaise, douleurs, fourmillements, inconforts) et de l'état des téguments (absence de lésion).

Incidents lors du soin

Les incidents lors de cet examen sont peu nombreux.

- Persistance du saignement au point de ponction lorsque la personne est hémophile ou sous traitement anticoagulant. Dans ce cas, il faut exercer une pression plus longue sur le point de ponction du doigt. Risque d'hématome au point de ponction.
- Perte de sensibilité au niveau des doigts lors des prélèvements répétés sur un même site de ponction ou lors d'une ponction sur le trajet d'un nerf.
- Erreur de lecture ou résultat faussé : défaut de calibrage, lecteur et bandelette incompatibles, mauvaise technique de captation du sang.
- Risque infectieux, si les mains du patient ne sont pas nettoyées correctement avant d'effectuer la ponction.
- Ponction accidentelle du soignant avec la lancette.

Focus

Rappel des signes d'hypoglycémie

- Pâleur.
- Sueurs.

- Sensation de faim.
- Troubles de l'humeur : nervosité, tristesse, euphorie.
- Tremblements, palpitations cardiaques, tachycardie.
- Vertige, céphalées, vision double (diplopie).
- Asthénie, perte d'équilibre.

Rappel des signes d'hyperglycémie

- Augmentation du besoin d'uriner.
- Soif importante.
- Faim exagérée, perte de poids involontaire.
- Asthénie, étourdissements.
- Irritabilité.

Apports visuels

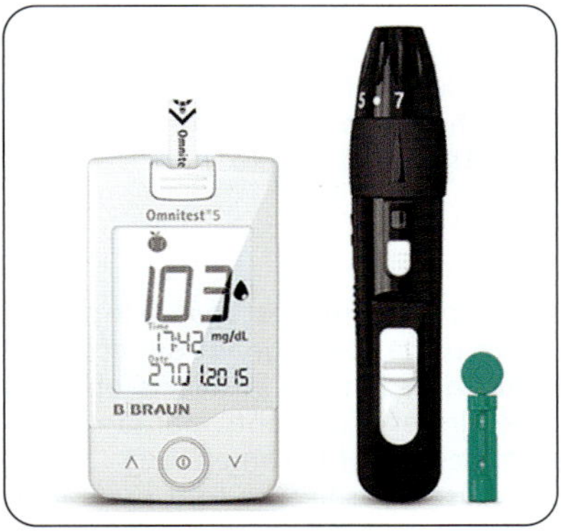

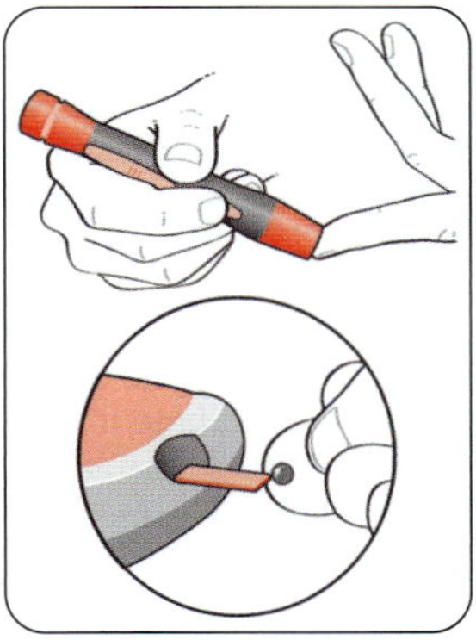

Source première image : B. Braun Melsungen, Germany.
Source deuxième image : 120 fiches pratiques aide-soignant. P. Delpierre, A. Ramé, 2022.

L'analyse extemporanée des urines

Définition

Physiologiquement, l'urine a une composition constante et elle est stérile. Dans certaines circonstances pathologiques, on peut y trouver des substances normalement absentes telles que du glucose, des protéines, du sang (hématurie)...
L'examen extemporané (sur des urines fraîches) des urines va permettre de déceler ces anomalies et de les quantifier, de manière sommaire, grâce à leur réaction sur une bandelette urinaire.
À distance, le médecin prescrira une analyse des urines qui sera effectuée en laboratoire afin de quantifier de manière plus précise les substances repérées lors de l'analyse des urines par bandelettes.
L'analyse extemporanée des urines est un élément de surveillance de certaines maladies (diabète, pathologies rénales, infections urinaires) et/ou de certains traitements.

Préalable au soin

Prévenir la personne de l'examen car ce dernier est réalisé le matin, alors que le malade n'a pas encore uriné. Le soignant qui effectue l'analyse contrôle, dans le dossier de soins, les résultats obtenus lors des précédentes analyses des urines afin d'anticiper la coloration des bandelettes réactives utilisées pour l'examen.
L'environnement et le matériel utilisé pour le soin sont préalablement nettoyés et désinfectés avant le début du soin.

Préparation du matériel

- Une solution hydroalcoolique (SHA).
- Une paire de gants de protection non stériles.
- Un tablier de protection.
- Un chariot ou un guéridon de soins nettoyé et désinfecté.
- Un plateau de soins nettoyé et désinfecté pour poser le matériel.
- Un flacon contenant les bandelettes réactives.
- Un verre à pied ou un récipient propre et sec pour le recueil des urines.
- Une protection pour mettre sous le verre à pied.
- Une montre à affichage numérique (voire un chronomètre).
- Une lingette et un produit nettoyant-désinfectant (type Surfanios®).
- Un sac-poubelle propre.

Déroulement du soin

- Frapper à la porte et entrer à l'invitation du malade.
- Allumer le témoin de présence.
- Mettre le tablier de protection.
- Faire une friction hydroalcoolique des mains.
- Mettre une protection sur le chariot de soins, préparer le flacon de bandelette, vérifier la date de péremption.
- Donner le verre à pied au malade, lui demander d'uriner dans le récipient en procédant d'une manière spécifique :
  - faire une toilette urinaire à l'eau et au savon,
  - commencer à uriner dans les toilettes et interrompre la miction,
  - finir la miction dans le verre à pied,
  - mettre le verre à pied sur la protection du chariot de soins.
- Observer l'aspect des urines.
- Effectuer une friction hydroalcoolique des mains.
- Enfiler la paire de gants de protection à usage unique.
- Ouvrir le flacon de bandelettes réactives, en sortir une par son extrémité et la poser sur la protection. Refermer ensuite le flacon.
- Avant de plonger la bandelette dans l'urine, vérifier le temps d'exposition de chacun des réactifs.
- Mettre la bandelette réactive dans l'urine du verre à pied (toutes les zones réactives doivent être immergées).
- Après quelques secondes, retirer la bandelette, sans la secouer, et la poser horizontalement sur le bord du verre à pied.
- Prendre le flacon de bandelettes réactives et comparer l'échelle colorimétrique imprimée sur le flacon avec ceux de la bandelette contenant l'urine.
- Attendre 30 secondes, le temps que la zone du glucose réagisse, puis remonter progressivement jusqu'à la zone des leucocytes.
- Noter les zones de la bandelette qui ont changé de couleur et interpréter les résultats. Noter ces résultats sur une feuille ou les mémoriser.
- Jeter la bandelette dans le sac-poubelle.
- Vider le verre à pied contenant les urines dans les toilettes ou garder les urines dans le bocal si une diurèse est en cours.
- Poser le verre à pied sur le chariot de soins. Jeter la protection dans le sac-poubelle.
- Informer le malade des résultats obtenus.
- Ôter et jeter les gants et le tablier de protection dans le sac-poubelle.
- Fermer le sac et mettre un sac-poubelle propre.
- Effectuer une friction hydroalcoolique des mains.
- Vérifier que le malade est bien installé et qu'il n'a besoin de rien.
- Éteindre le témoin de présence de la chambre.
- Évacuer le sac-poubelle dans la filière DMA (déchets ménagers et assimilés).

- Mettre le verre à pied dans le lave-bassin.
- Effectuer une friction hydroalcoolique des mains. Mettre une paire de gants à usage unique et à l'aide de la lingette de ménage imbibée de produit nettoyant-désinfectant, nettoyer le chariot de soins et le plateau. Ranger le matériel.
- Enlever les gants de protection et réaliser un lavage des mains au savon doux.
- Effectuer les transmissions oralement à l'infirmière et par écrit dans le dossier de soins.

Transmission du soin

- Noter la quantité, l'odeur et l'aspect des urines.
- Noter les résultats des zones de la bandelette urinaire qui ont changé de couleur et leur interprétation.

Focus

Interprétation des résultats.

- La présence de nitrite : infection (entérobactérie et notamment *Escherichia coli*).
- La présence de glucose : leur présence indique une hyperglycémie, un diabète ou un traitement antidiabétique mal équilibré.
- La présence de corps cétoniques : diabète non traité ou mal contrôlé.
- La présence de leucocyte : élément en faveur d'une infection urinaire, notamment si les nitrites ont également réagi.
- La présence de sang : inflammation, calculs urinaires, tumeur de la vessie ou du rein.
- La présence de protéines : maladie rénale, hypertension artérielle.
- Le pH : urines acides ou alcalines (déséquilibre acido-basique, infection urinaire).
- La bilirubine : maladie du foie ou blocage des voies excrétrices de la bile.
- L'urobilinogène : maladie du foie (hépatite, cirrhose) ou destruction massive des globules rouges.

Aspects visuels

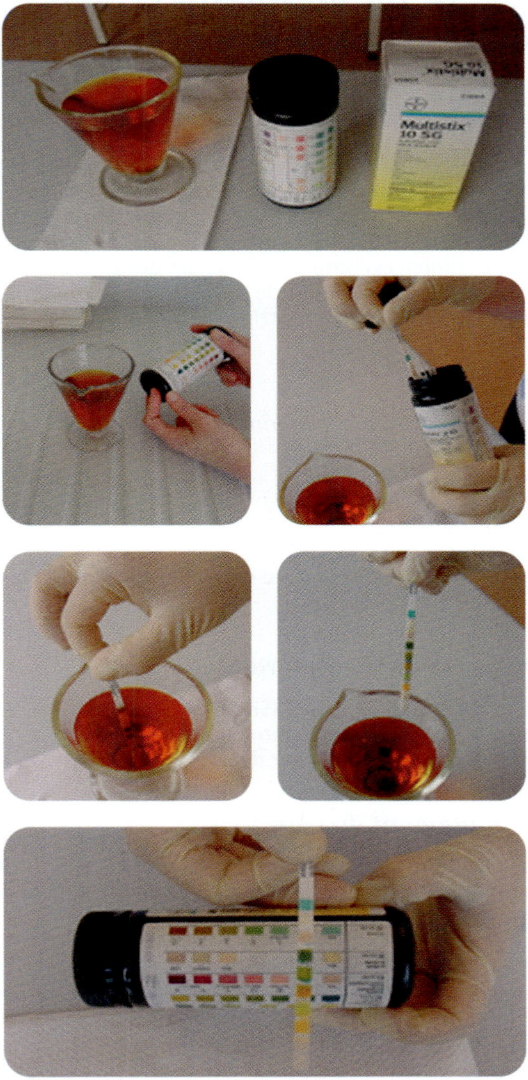

Source : 120 fiches pratiques aide-soignant. P. Delpierre, A. Ramé, 2022.

Fiche
29

La mesure du périmètre crânien de l'enfant

Définition

La mesure du périmètre crânien consiste à mesurer le tour de la tête du bébé, de la naissance jusqu'à l'âge de 2 ou 3 ans.
L'objectif de la mesure est de surveiller la croissance du cerveau et de déceler d'éventuelles anomalies au niveau du système nerveux.
Le périmètre crânien est noté dans le carnet de santé de l'enfant. Les courbes de référence du carnet de santé (représenté par la couleur rose) sont des indicateurs en fonction du sexe et de l'âge du bébé.

Focus

Pour un bébé né à terme, le périmètre crânien devrait suivre une mesure précise.

- À la naissance : 35 cm.
- À 6 mois : 44 cm.
- À 1 an : 47 cm.
- À 2 ans : 50 cm.

Jusqu'à l'âge adulte, le périmètre crânien n'augmente plus que de 5 à 6 cm, suivant les individus.

Préparation du matériel

- Une solution hydroalcoolique (SHA).
- Un mètre-ruban gravé en dixième de millimètre.
- Le carnet de santé et le dossier de soins de l'enfant.

Déroulement du soin

La mesure du périmètre crânien est effectuée sur un nourrisson tenu assis ou sur les genoux en fonction de son âge. Les épingles à cheveux et les serre-têtes sont enlevés.

- Effectuer une friction hydroalcoolique des mains.
- Disposer le mètre-ruban juste au-dessus des sourcils, au-dessus des oreilles et autour de la partie large du dos du crâne, de manière que le périmètre soit maximal.
- Le mètre-ruban doit être suffisamment serré pour comprimer les cheveux.

- Lire la mesure du périmètre crânien et le reporter sur le carnet de santé du nourrisson et dans le dossier de soins si l'enfant est hospitalisé.
- Recoucher l'enfant ou l'installer dans son lit ou dans son parc d'activités.
- Effectuer une friction hydroalcoolique des mains.
- Transmettre les résultats du périmètre crânien à la maman, si elle est présente, et à l'infirmière puéricultrice qui prend soin de l'enfant.
- Nettoyer et ranger le mètre-ruban.

Focus

Interprétation des résultats.
Si le périmètre crânien est inférieur aux normes, il peut s'agir d'une microcéphalie. Le principal risque de la microcéphalie, c'est le retard mental. Il existe plusieurs causes à cela, la plus courante est une infection contractée pendant la grossesse (rubéole, CMV [cytomégalovirus]).
Si le périmètre crânien est supérieur aux normes, on parle de macrocéphalie. Elle peut être le signe d'une hydrocéphalie.

Apports visuels

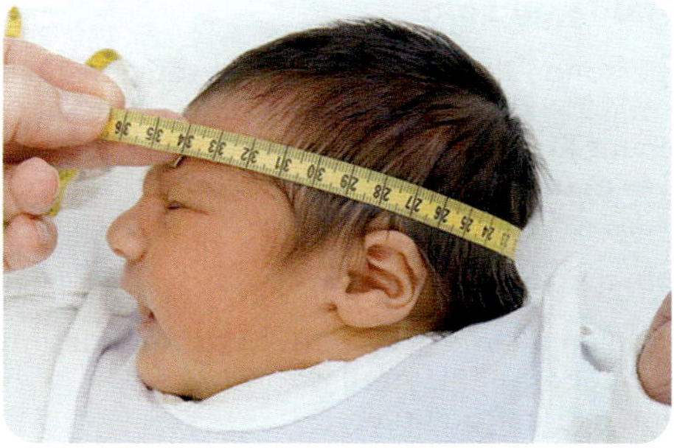

Source : Andreas Walle, Hamburg.

Fiche
30

Le recueil aseptique des urines

Définition

L'examen cytobactériologique des urines (ECBU) consiste à prélever les urines de manière stérile afin de vérifier la présence ou l'absence de germes. Afin que l'examen se déroule normalement et que l'interprétation des résultats soit correcte, il est essentiel que le prélèvement s'effectue dans des conditions strictes d'hygiène. Il est impératif d'éviter la contamination du prélèvement par des germes naturellement présents sur la peau et les muqueuses du malade ou du soignant.

Focus

Dans 95 % des cas, les infections urinaires sont dues à une *Escherichia coli*. C'est une bactérie qui se trouve dans les intestins où elle est inoffensive, mais lorsqu'elle passe dans l'urètre, elle peut provoquer des infections (cystite par exemple). Même si les infections urinaires sont généralement sans gravité, il faut les traiter sans délai.

Préalable au soin

Prévenir la personne de l'examen qui est souvent réalisé le matin alors que le malade n'a pas encore uriné.
L'environnement et le matériel utilisé pour le soin sont préalablement nettoyés et désinfectés avant le début du soin.

Préparation du matériel

- Un chariot ou un guéridon de soins nettoyé et désinfecté.
- Un pot et un tube à ECBU stériles.
- Une solution hydroalcoolique.
- Une paire de gants à usage unique non stériles.
- Un tablier de protection.
- Des compresses stériles.
- Une solution de type Dakin®.
- Une protection (carré bleu).
- Un sac-poubelle propre.
- Une lingette de ménage et un produit nettoyant-désinfectant (de type Surfanios®).
- Une étiquette autocollante au nom du malade.

Fiches de soins AS

Déroulement du soin

- Frapper à la porte et entrer à l'invitation du malade.
- Allumer le témoin de présence.
- Mettre le tablier de protection.
- Faire une friction hydroalcoolique des mains.
- Mettre une protection sur le chariot ou le guéridon de soins (carré bleu), préparer le pot et le tube à ECBU stériles.
- *Donner un pot à ECBU au malade, lui demander d'uriner dans le récipient en procédant de la manière suivante :*
  - faire une toilette urinaire à l'eau et au savon,
  - nettoyer le méat urinaire à l'aide d'une compresse stérile imbibée de Dakin®,
  - commencer à uriner dans les toilettes et interrompre la miction,
  - finir la miction dans le pot à ECBU (ouvrir et fermer le pot avec un maximum d'asepsie),
  - mettre le pot à ECBU fermé sur la protection du chariot de soins (ou du guéridon).
- Observer l'aspect des urines.
- Effectuer une friction hydroalcoolique des mains.
- Enfiler la paire de gants de protection à usage unique.
- Ouvrir l'opercule du pot à ECBU. Insérer le tube à ECBU dans l'opercule (l'urine remonte dans le tube).
- Mettre l'étiquette autocollante du malade sur le tube à ECBU.
- Mettre la protection et le pot à ECBU dans le sac-poubelle.
- Nettoyer et désinfecter le chariot de soins avec la lingette de ménage et le produit nettoyant-désinfectant (type Surfanios®).
- Jeter la lingette dans le sac-poubelle.
- Ôter et jeter les gants et le tablier de protection dans le sac-poubelle. Fermer le sac et mettre un sac-poubelle propre.
- Vérifier que le malade est bien installé et qu'il n'a besoin de rien.
- Éteindre le témoin de présence de la chambre.
- Effectuer une friction hydroalcoolique des mains.
- Évacuer le sac-poubelle dans la filière DMA (déchets ménagers et assimilés).
- Ranger le matériel et faire les transmissions oralement à l'infirmier et par écrit dans le dossier de soins.

Transmission du soin

- Signaler l'examen effectué : ECBU.
- Signaler l'aspect des urines.
- Signaler les propos significatifs du malade : difficultés pour uriner, brûlures à la miction…

Apports visuels

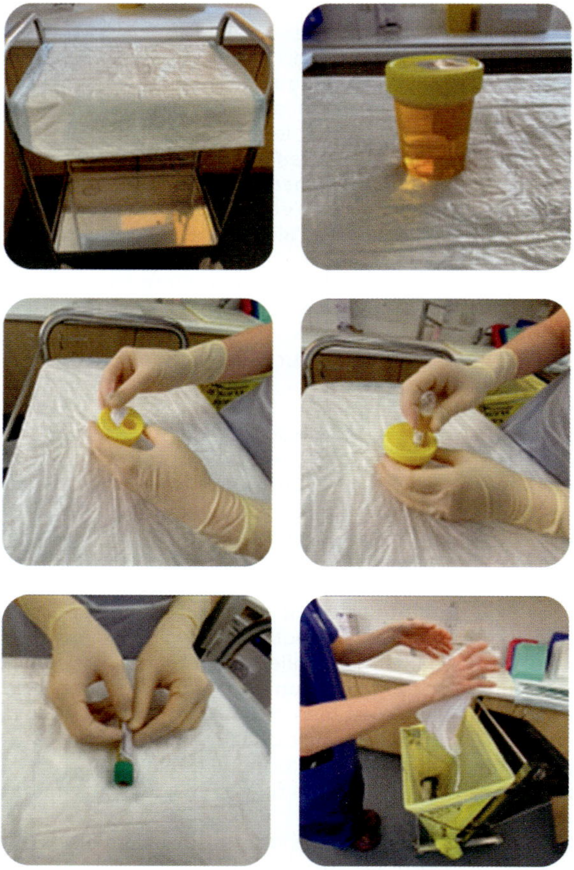

Source : 120 fiches pratiques aide-soignant. P. Delpierre, A. Ramé, 2022.

Surveillance de l'oxygénothérapie

Définition

L'oxygénothérapie est l'utilisation d'oxygène sous pression dans un but thérapeutique, par intermédiaire d'une sonde, de lunettes ou d'un masque à oxygène. La source d'oxygène, en milieu hospitalier, peut être murale ou en bouteille (lors du transport du malade).
Le but principal de l'oxygénothérapie est de rétablir une hématose (échanges gazeux qui se déroulent dans les poumons) correcte chez une personne présentant une hypoxie.

Focus

Il existe plusieurs signes de l'hypoxie (manque d'apport d'oxygène dans les tissus de l'organisme).

- Une cyanose des téguments.
- Une tachycardie.
- Une polypnée (hyperventilation).
- Des sueurs.
- Des céphalées.
- Une asthénie.
- Une augmentation de la pression artérielle.
- Une désorientation, des troubles cognitifs.

Préalable au soin

Avant de mettre en place une surveillance de l'oxygénothérapie, l'aide-soignant prend connaissance du dossier du malade et notamment de la prescription médicale concernant le débit de l'oxygène, le matériel employé et l'installation du malade. Il consulte également les transmissions effectuées les jours précédents à la recherche d'incidents éventuels.
Tout le matériel utilisé doit être nettoyé et désinfecté avant et après le soin, ainsi que l'environnement proche du malade.
La fiche de soins concerne un malade porteur d'une sonde à oxygène nasale reliée à une source d'oxygène murale. Le malade est prévenu du soin qui va lui être fait.

Préparation du matériel

Le matériel est préparé par l'aide-soignant qui va ensuite aider l'infirmier qui posera la sonde au malade.

- Un chariot ou un guéridon de soins nettoyé et désinfecté.
- Un plateau de soins nettoyé et désinfecté.
- Des compresses non stériles et de l'eau distillée en monodose.
- Une sonde nasale à oxygène.
- Du sparadrap hypoallergénique (pour fixer la sonde).
- Une solution hydroalcoolique.
- Deux paires de gants à usage unique non stériles.
- Deux tabliers de protection.
- Une lingette de ménage et un produit nettoyant-désinfectant (type Surfanios®).
- Un sac-poubelle propre.
- Des mouchoirs jetables.

Déroulement du soin

- Frapper à la porte et entrer à l'invitation du malade.
- Allumer le témoin de présence.
- Mettre le tablier de protection.
- Faire une friction hydroalcoolique des mains.
- Demander au malade s'il désire aller aux toilettes.
- Installer le malade en position demi-assise.
- Demander à la personne de se moucher, puis de jeter le mouchoir dans le sac-poubelle.
- Vérifier le bon fonctionnement du matériel mural : manomètre, débitmètre, tuyau de raccordement.
- Préparer sur le plateau de soins : la sonde à oxygène, les compresses, l'eau distillée, le sparadrap et une paire de gants non stériles.
- Installer le sac-poubelle près du lit.
- Effectuer une friction hydroalcoolique des mains.
- Servir l'infirmier pour le soin.
- Mettre la tête du malade légèrement en arrière pour mieux visualiser les narines.
- Donner la sonde à l'infirmier ainsi que les compresses stériles imbibées de sérum physiologique. L'infirmier va humidifier avec, puis introduire délicatement la sonde dans une narine. Lorsqu'elle est à bonne distance, donner le sparadrap à l'infirmier pour que celui-ci fixe la sonde sur les ailes du nez. Le tuyau à oxygène est connecté à la sonde. L'infirmier règle le débit prescrit par le médecin.
- Il vérifie que l'Aquapak® (humidificateur à usage unique) fonctionne correctement.
- L'infirmier utilise un autre sparadrap pour faire un rappel de sécurité au niveau de la clavicule du malade (au cas où le malade tire accidentellement sur sa sonde).

- Vérifier l'état clinique du patient : coloration des téguments, fréquence respiratoire, bonne tolérance à l'oxygène. Dans la mesure du possible, brancher un saturomètre au niveau d'un doigt (voir fiche 23).
- L'aide-soignante vide le matériel ayant servi au soin dans le sac-poubelle.
- À l'aide de la lingette de ménage imbibée de produit nettoyant-désinfectant, nettoyer le chariot et le plateau de soins.
- Ôter et jeter les gants et le tablier de protection dans le sac-poubelle. Fermer le sac. Mettre un sac-poubelle propre.
- Vérifier que le malade est bien installé en position assise ou demi-assise et qu'il n'a besoin de rien. Mettre les affaires personnelles et la sonnette d'appel à portée de mains.
- Éteindre le témoin de présence de la chambre.
- Vider le sac-poubelle dans la filière DMA (déchets ménagers et assimilés).
- Ranger le matériel de soins.
- Réaliser un lavage des mains au savon doux.
- Effectuer la transmission du soin dans le dossier de soins du malade.

Transmission du soin

- Signaler le soin effectué : pose d'une sonde nasale d'oxygène. Noter dans quelle narine elle a été positionnée.
- Noter les chiffres de la fréquence respiratoire et de la saturation en oxygène.
- Signaler la coloration des téguments.
- Noter le débit de l'oxygène et la bonne tolérance du malade.
- Signaler que le malade a été informé des consignes de sécurité.
- Noter les propos significatifs du malade : inconforts, douleurs.

Prévention des risques

L'oxygène étant un produit inflammable, il faut prévenir le malade et sa famille des précautions à prendre.

- Ne pas fumer à côté d'une source d'oxygène.
- Ne pas mettre de corps gras, de solvant, d'alcool ou d'éther en contact direct avec l'oxygène.
- Ne pas changer le débit d'oxygène prescrit.
- Ne pas désadapter le dispositif. La fréquence respiratoire, la saturation en oxygène et la surveillance des téguments seront effectuées à chaque passage dans la chambre.
- Vérifier l'absence de fuite ou de pliure au niveau des tubulures.
- Vérifier que l'oxygène est bien humidifié (Aquapak® fonctionnel).

- Vérifier que le débit d'oxygène est constant et conforme aux prescriptions médicales.
- Vérifier l'absence de cyanose au niveau des téguments.

Apports visuels

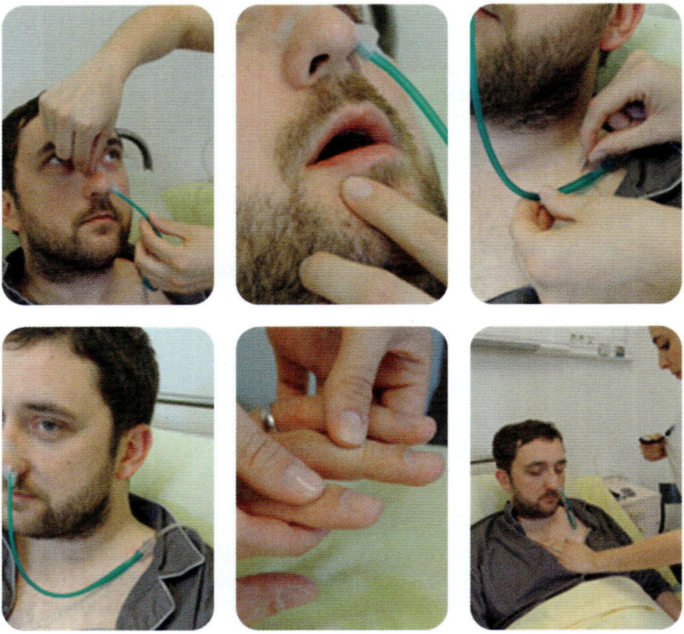

Source : 120 fiches pratiques aide-soignant. P. Delpierre, A. Ramé, 2022.

La surveillance de l'aérosolthérapie

Définition

L'aérosolthérapie est une technique de soin qui consiste à projeter dans les voies respiratoires d'une personne, par l'intermédiaire d'un masque, un micro-brouillard de particules volatiles contenant un principe médicamenteux ou de l'eau. Le but de l'aérosolthérapie est de fluidifier les sécrétions bronchiques et les voies respiratoires. Le micro-brouillard est produit par l'utilisation d'un gaz (oxygène ou d'air) sous pression qui agit sur un liquide (eau ou médicament) contenu dans un nébuliseur. Plus la taille des particules en suspension dans le gaz est petite, plus les particules diffusent profondément au niveau de l'arbre respiratoire.

On distingue deux types d'aérosol.

- L'aérosol non médicamenteux (projection d'oxygène ou d'air avec de l'eau), c'est un soin qui appartient au rôle propre de l'infirmier et qui peut donc être effectué par un aide-soignant.
- L'aérosol médicamenteux (projection d'oxygène ou d'air avec un médicament), c'est un soin qui relève d'une prescription médicale et qui ne peut être effectué que par un infirmier.

Focus

Les principales indications de l'aérosolthérapie.

- Aérosols médicamenteux : asthme, BPCO (bronchopneumopathie chronique obstructive), mucoviscidose, bronchite chronique, la bronchiolite, laryngite... Les principaux médicaments utilisés dans le nébuliseur sont des bronchodilatateurs, des corticoïdes (anti-inflammatoires) ou des antibiotiques.
- Aérosols non médicamenteux : sécheresse des voies respiratoires après une oxygénothérapie, apport faible d'oxygène pour des personnes ayant des problèmes respiratoires minimes. Utilisation comme adjuvant d'une séance de kinésithérapie respiratoire.

Préalable au soin

Convenir avec le malade du meilleur moment pour réaliser le soin (normalement à distance des repas) et l'informer de la durée du soin. Cette fiche de soins concerne un aérosol non médicamenteux mis en place avec une source d'air comprimé.

Préparation du matériel

- Une source de compression murale d'air.
- Un masque et un nébuliseur.
- De l'eau distillée pour mettre dans le nébuliseur.
- Des mouchoirs en papier.
- Un saturomètre.
- Une feuille de papier et un stylo.
- Une solution hydroalcoolique.
- Un crachoir (ou un réniforme).
- Un sac-poubelle propre.

Déroulement du soin

- Frapper à la porte et entrer à l'invitation du malade.
- Allumer le témoin de présence.
- Faire une friction hydroalcoolique des mains.
- Demander au malade s'il désire aller aux toilettes avant le début du soin.
- Contrôler les paramètres ventilatoires du malade : fréquence respiratoire, saturation. Noter les résultats. Laisser le saturomètre en place durant le soin.
- Vérifier que les freins du lit sont bloqués.
- Installer le malade confortablement en position demi-assise dans son lit (le soin peut également se réaliser en position assise au fauteuil).
- Donner un mouchoir au malade et lui demander de se moucher. Répéter l'opération si besoin. Jeter le mouchoir dans le sac-poubelle.
- Mettre de l'eau distillée dans le barboteur du nébuliseur.
- Brancher le nébuliseur à la source de compression d'air.
- Régler le débit jusqu'à l'apparition d'un micro-brouillard homogène.
- Positionner le masque sur le visage (le masque doit recouvrir entièrement le nez et la bouche de la personne).
- Demander au malade de respirer normalement, en inspirant par le nez et en expirant par la bouche.
- Au bout d'une vingtaine de minutes, retirer le dispositif (ce dernier est laissé dans la chambre. Le masque est nettoyé avec une lingette et de l'eau ou avec un produit nettoyant-désinfectant).
- Contrôler de nouveau les paramètres ventilatoires. Noter les résultats.
- Enlever le saturomètre.
- Demander au malade de se moucher. Jeter le mouchoir dans le sac-poubelle.
- Si le malade a des mucosités dans la gorge, lui donner un crachoir et des mouchoirs afin de s'essuyer la bouche. Jeter le crachoir et les mouchoirs dans le sac-poubelle. Fermer le sac et mettre un sac-poubelle propre.
- Réinstaller le malade en position confortable si besoin.

- Mettre ses affaires personnelles et la sonnette d'appel à portée de main.
- Vérifier que la personne respire correctement et qu'elle n'a besoin de rien.
- Éteindre le témoin de présence de la chambre.
- Effectuer une friction hydroalcoolique des mains.
- Évacuer les déchets dans la filière DMA (déchets ménagers et assimilés).
- Nettoyer et ranger le matériel (nébuliseur et saturomètre).
- Faire un lavage des mains au savon doux.
- Effectuer les transmissions oralement à l'infirmier et par écrit dans le dossier de soins.

Transmission du soin

- Noter le soin d'hygiène effectué : aérosol non médicamenteux.
- Noter l'heure du début et de la fin du soin.
- Transmettre les paramètres ventilatoires avant et après le soin, ainsi que la coloration des téguments.
- Noter le comportement du malade durant le soin et ses propos significatifs; inconforts, problèmes respiratoires éventuels.
- Signaler l'importance et l'aspect des expectorations éventuelles.

Prévention des risques

Les complications des aérosols non médicamenteux sont peu fréquentes et concernent une augmentation des sécrétions bronchiques, une toux et quelques fois des nausées (voire des vomissements si l'aérosol est réalisé trop précocement après un repas).
Certaines personnes ont du mal à supporter le masque en continu durant le soin. Pour ces derniers, il existe des aérosols qui se positionnent près du malade, sans l'utilisation d'un masque.

Apports visuels

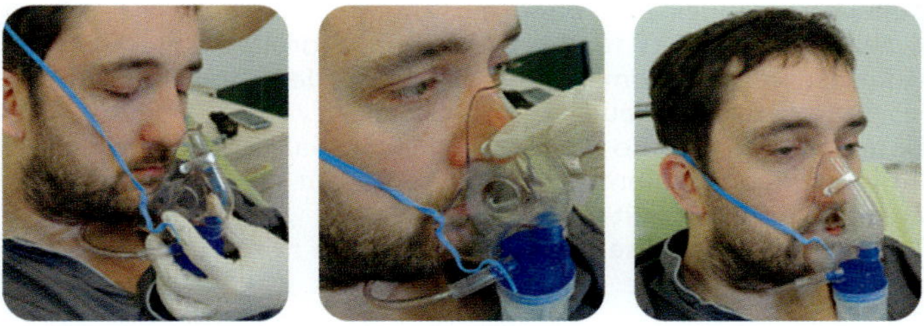

Source : 120 fiches pratiques aide-soignant. P. Delpierre, A. Ramé, 2022.

Fiche 33

Les entérostomies

Définition

L'entérostomie est une intervention chirurgicale qui consiste à aboucher un segment du côlon ou de l'intestin grêle à la peau. Selon le segment intestinal choisi, on aura soit une colostomie (abouchement du côlon), soit une iléostomie (abouchement de l'iléon) ou soit une jéjunostomie (abouchement du jéjunum).
Réalisée de manière transitoire ou définitive, l'entérostomie permet l'évacuation du liquide digestif ou des matières fécales en amont d'un obstacle tumoral, infectieux ou d'une suture digestive fragile.

Focus

Les aides-soignants effectuent des soins uniquement sur des entérostomies cicatrisées et qui ne saignent pas. Pour les entérostomies nouvellement posées, c'est l'infirmière qui prend en charge les soins.
Dans le nouveau programme de formation (arrêté du 10 juin 2021), les soins de stomies font partie du bloc 2 et de la compétence 4.

Préalable au soin

L'aide-soignant se renseigne auprès de l'infirmier sur la position de la stomie et sur le degré de participation du malade. Il regarde dans le dossier de soins les transmissions des jours précédents pour repérer des problèmes éventuels. Il prend des renseignements également sur le type de matériel. Le choix de ce dernier dépendra du lieu de positionnement de la stomie (côlon droit ou gauche, jéjunostomie), du volume et de la consistance des selles (selles volumineuses, liquides, avec ou sans gaz…).
Il existe des poches fermées (colostomie droite) ou des poches vidangeables (iléostomie), des poches avec des filtres pour évacuer les gaz (colostomie gauche).
Le malade est informé du soin qui va être réalisé et on choisit avec lui le meilleur moment pour le faire : avant ou après la toilette, avant ou après le petit-déjeuner.
Tout le matériel utilisé pendant le soin sera nettoyé et désinfecté avant et après usage.

Préparation du matériel

- Un chariot ou un guéridon de soins nettoyé et désinfecté.
- Un plateau de soins nettoyé et désinfecté.
- Des compresses non stériles.
- Une poche de colostomie propre.
- Une solution hydroalcoolique.
- Une paire de gants à usage unique non stériles.
- Un tablier de protection.
- Une protection pour protéger le lit.
- De la cellulose (pour essuyer les selles) et du Sopalin.
- Une lingette de ménage et un produit nettoyant-désinfectant (type Surfanios®).
- Le matériel pour réaliser une toilette : cuvette, gants et serviettes de toilette jetables, savon doux.
- Un sac-poubelle propre.

Déroulement du soin

- Frapper à la porte et entrer à l'invitation du malade.
- Allumer le témoin de présence.
- Mettre le tablier de protection.
- Faire une friction hydroalcoolique des mains.
- Vérifier que les freins du lit sont bloqués
- Mettre le lit à la hauteur de la hanche du soignant.
- Installer le malade en décubitus 30°.
- Aller dans le cabinet de toilette et remplir la cuvette avec de l'eau tiède.
- Faire tester la température de l'eau par le malade. Lui donner un Sopalin pour qu'il s'essuie les mains.
- Poser la cuvette sur l'adaptable, préalablement nettoyé et désinfecté.
- Préparer les affaires nécessaires pour réaliser le soin sur le chariot.
- Mettre une protection sous la stomie.
- Faire une friction hydroalcoolique des mains.
- Enfiler la paire de gants à usage unique.
- Décoller la poche de stomie avec précaution (risque de lésions cutanées). Contrôler l'état des téguments autour de la stomie.
- Contrôler l'aspect des selles.
- Refermer la partie collante de la poche de stomie en la repliant d'un côté sur l'autre.
- Jeter la poche dans le sac-poubelle.
- Nettoyer les selles autour de la stomie avec la cellulose. À l'aide du gant de toilette jetable et du savon doux, effectuer une toilette de la stomie. Rincer et sécher avec la serviette de toilette jetable (sécher délicatement par tapotement sans léser la stomie).
- Jeter le gant et la serviette de toilette jetables dans le sac-poubelle.

- Remettre une poche de stomie propre autour de l'orifice de la stomie. Vérifier que cette dernière adhère bien à la peau et qu'il n'y a pas de fuite.
- Ôter et jeter les gants et le carré de protection dans le sac-poubelle.
- Effectuer une friction hydroalcoolique des mains.
- Réinstaller la personne confortablement. Relever la tête de lit en position demi-assise.
- Remettre une paire de gants à usage unique.
- À l'aide de la lingette de ménage imbibée de produit nettoyant-désinfectant, nettoyer l'adaptable et la cuvette.
- Jeter la lingette, le tablier de protection et les gants à usage unique dans le sac-poubelle. Fermer le sac et mettre un sac-poubelle propre.
- Ouvrir quelques minutes la fenêtre pour aérer la chambre.
- Contrôler que le malade est bien installé dans son lit et qu'il n'a besoin de rien.
- Éteindre le témoin de présence de la chambre.
- Évacuer le sac-poubelle dans la filière DMA (déchets ménagers et assimilés).
- Ranger le matériel.
- Réaliser un lavage des mains au savon doux.
- Effectuer les transmissions oralement à l'infirmier et par écrit dans le dossier de soins.

Transmission du soin

- Noter le soin d'hygiène effectué : soins de stomie cicatrisée.
- Signaler l'aspect et le volume des selles.
- Signaler l'état de la stomie et des téguments autour de cette dernière : rougeurs, lésions…
- Noter les propos significatifs du malade durant le soin : inconforts, douleurs, nausées, questionnements.
- Signaler le degré de participation du malade durant le soin : actif, passif, intéressé ou non par le soin.

Prévention des risques

Les complications de la stomie sont principalement cutanées et concernent la poche adhésive au contact de la peau. Pour éviter cela, il existe des poches avec une partie adhésive qui reste en place. Elle est munie d'un anneau en plastique qui se connecte sur la poche de recueil.

Il existe un risque d'éventration. Pour l'éviter, demander au malade de tenir sa stomie lors des mobilisations. La stomie peut également être irritée et saignée.

Apports visuels

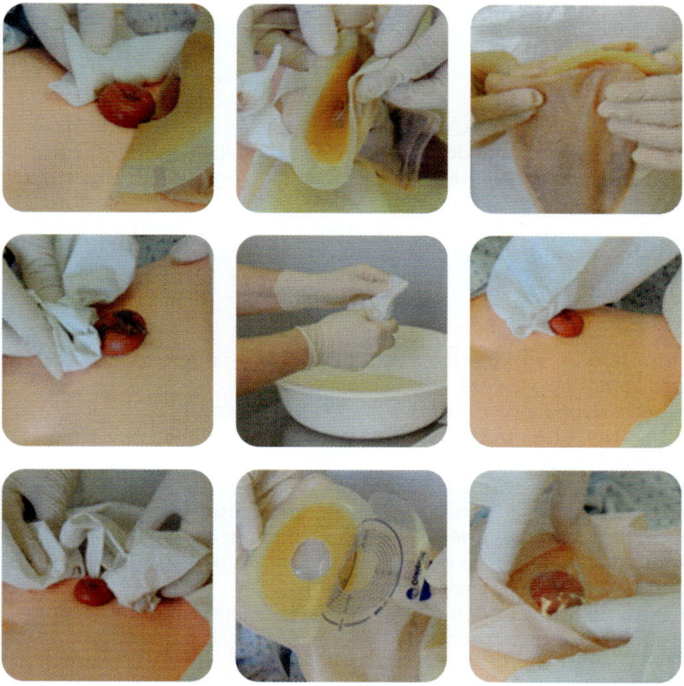

Source : 120 fiches pratiques aide-soignant. P. Delpierre, A. Ramé, 2022.

Fiche 34

La pose d'un étui pénien

Définition

Un collecteur externe, ou étui pénien, est un dispositif non invasif qui permet le recueil des urines chez l'homme. La pose de ce dispositif est un soin de dimension intime et aux règles d'hygiène strictes qui demande aux soignants d'agir avec tact, respect et douceur. C'est un soin qui relève du rôle propre de l'infirmier et qui peut, de ce fait, être réalisé en collaboration avec un aide-soignant.

Focus

La pose d'un étui pénien est indiquée dans certaines situations et pour certains patients.

- Les malades incontinents (afin d'éviter l'inconfort).
- Les malades pour qui la pose d'une sonde vésicale est contre-indiquée.
- Éviter la pause ou le maintien d'une sonde vésicale à demeure.
- Les malades incontinents pour réduire le risque de macération.
- Les patients incontinents souffrant d'une escarre au niveau sacrée.
- Réaliser une diurèse de 24 heures pour les patients incontinents, déments, ou peu coopératifs.
- Pratiquer un examen d'urine non stérile chez un patient incontinent, ou peu coopératif.

Préalable au soin

Prévenir le malade du soin qui va lui être fait.

Expliquer au malade les avantages qu'il va tirer du soin : plus de confort, moins de risque de souiller ses vêtements et ses draps.

Déterminer avec le malade le moment le plus propice au soin, normalement après la toilette intime.

Déterminer la taille du collecteur externe à l'aide du guide fourni par le laboratoire.

Tout le matériel utilisé pendant le soin sera nettoyé et désinfecté, avant et après.

Préparation du matériel

- Un chariot et un plateau de soins nettoyé et désinfecté.
- Un étui pénien propre à la taille adaptée à la verge du malade.

- Une poche à urines vidangeable propre.
- Une solution hydroalcoolique.
- Deux paires de gants à usage unique non stériles.
- Un tablier de protection.
- Une protection.
- Un rasoir jetable et une paire de ciseaux propre.
- Le matériel pour réaliser une toilette génitale : cuvette, gants et serviettes de toilette jetables, savon doux.
- Des compresses non stériles.
- Une solution de Dakin® en monodose.
- Des essuie-mains de type Sopalin.
- Une lingette de ménage et un produit nettoyant-désinfectant (type Surfanios®).
- Un sac-poubelle propre.

Déroulement du soin

- Frapper à la porte et entrer à l'invitation du malade.
- Allumer le témoin de présence.
- Mettre le tablier de protection.
- Faire une friction hydroalcoolique des mains.
- Vérifier que les freins du lit sont bloqués.
- Mettre le lit à la hauteur des hanches du soignant.
- Installer le malade en décubitus 30°.
- Préparer les affaires nécessaires pour réaliser le soin dans le plateau de soins nettoyé et désinfecté : étui pénien, compresses non stériles, Dakin®, ciseaux, rasoir.
- Aller dans le cabinet de toilette et remplir la cuvette avec de l'eau tiède.
- Faire tester la température de l'eau par le malade. Lui donner un Sopalin pour qu'il s'essuie les mains. Jeter le Sopalin dans le sac-poubelle.
- Poser la cuvette sur l'adaptable, préalablement nettoyé et désinfecté.
- Faire une friction hydroalcoolique des mains. Mettre les gants de protection.
- Avec le gant de toilette jetable et le savon doux, faire une toilette intime. Rincer. Sécher avec la serviette de toilette jetable (voir fiche 9). Jeter le gant et la serviette dans le sac-poubelle.
- Poser la cuvette sur la partie basse du chariot de soins.
- À l'aide de la paire de ciseaux, couper les poils au niveau du pubis. Raser le reste de poils (cette action est réalisée pour permettre au malade d'avoir un meilleur confort lorsque l'étui-pénien sera posé).
- Évacuer les poils à l'aide d'une compresse, puis la jeter dans le sac-poubelle.

- À l'aide d'une compresse imbibée de Dakin®, effectuer une désinfection de la verge et du gland. Sécher avec une compresse sèche.
- Poser l'étui pénien sur la verge, en partant du gland jusqu'à la racine du pénis. Tout en montant l'étui pénien, tirer sur la languette de la fixation autocollante.
- Exercer une pression sur l'intégralité de l'étui pénien pour assurer une bonne adhésivité.
- Connecter la poche de recueil des urines à l'étui pénien (pour une bonne connexion, veiller à enfoncer le connecteur de la poche de recueil le plus loin possible).
- Réinstaller la personne confortablement. Remonter la tête de lit.
- Retirer et jeter les gants à usage unique dans le sac-poubelle.
- Effectuer une friction hydroalcoolique des mains.
- Remettre une paire de gants à usage unique et, à l'aide de la lingette imbibée de produit nettoyant-désinfectant, effectuer le nettoyage de l'adaptable.
- Mettre les affaires personnelles du malade ainsi que la sonnette d'appel à portée de main.
- Vider la cuvette dans le cabinet de toilette.
- Ôter et jeter les gants et le tablier de protection dans le sac-poubelle. Fermer le sac. Mettre un sac-poubelle propre.
- Éteindre le témoin de présence de la chambre.
- Effectuer une friction hydroalcoolique des mains.
- Évacuer les déchets dans la filière DMA (déchets ménagers et assimilés).
- Effectuer un lavage des mains au savon doux.
- Transmettre le soin oralement à l'infirmier et par écrit dans le dossier de soins du malade.

Focus

L'étui pénien doit normalement être changé tous les jours lors de la toilette journalière. Néanmoins, lorsque ce dernier adhère bien et que les urines sont claires, il peut être gardé en place pendant 48 heures.

Transmission du soin

- Noter le soin d'hygiène effectué : pose d'un étui pénien.
- Indiquer la taille de l'étui pénien.
- Noter la date et l'heure de la pose.
- Indiquer que le rasage de la verge et de la région pubienne a été effectué.
- Noter les réactions et les propos significatifs verbalisés par le malade durant le soin.

Apports visuels

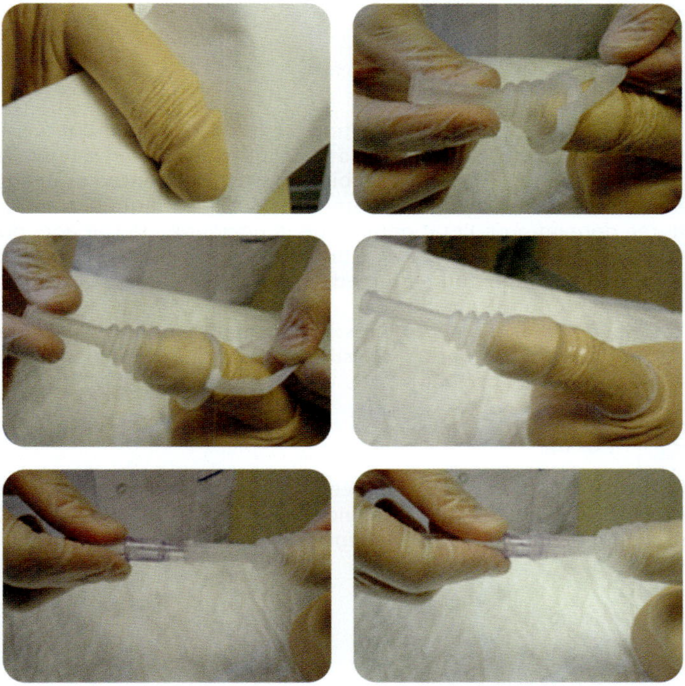

Source : 120 fiches pratiques aide-soignant. P. Delpierre, A. Ramé, 2022.

Fiche
35

Aide au premier lever

Définition

Le premier lever est une prescription médicale qui a pour but d'éviter au malade les complications de décubitus secondaires à un alitement prolongé : thrombophlébite, constipation, encombrement bronchique, escarre. Il s'agit d'un lever du lit au fauteuil dont la durée dépendra de l'état général de la personne, de son âge, du type d'intervention chirurgicale ou de sa pathologie. En moyenne, le premier lever ne doit pas excéder 15 minutes, car il est toujours très fatigant pour le malade.
Le premier lever étant une prescription médicale, il est effectué par un infirmier ou par un kinésithérapeute qui peuvent se faire aider par un aide-soignant.

Focus

Le passage de la position allongée à la position debout peut avoir des conséquences sur l'état hémodynamique du malade. *Il peut provoquer un malaise avec des signes cliniques suivants.*

- Pâleur.
- Sueurs.
- Sensation de vertige.
- Tachycardie.
- Hypotension orthostatique.
- Majoration de la douleur.

Préalable au soin

Avant de pratiquer le premier lever, les soignants se renseignent sur l'intervention chirurgicale du malade, sur les chiffres tensionnels et sur la mesure de la douleur précédemment contrôlés. Ils s'informent également sur les prescriptions médicales éventuelles (pas d'appui sur une jambe par exemple). Ils se renseignent sur les dispositifs médicaux dont le malade est porteur. Ils préviennent le malade du soin et choisissent avec lui le meilleur moment pour le faire. Pour les patients algiques il est important de les rassurer et de leur donner un antalgique environ 30 minutes avant la mobilisation.

Il faut organiser la chambre pour éviter les obstacles et prévenir toute traction sur les tubulures des matériels médicaux. Prévoir un pied à perfusion roulant si besoin.

Préparation du matériel

- Le matériel pour la prise des paramètres vitaux : tensiomètre, montre avec trotteuse, échelle EVA (échelle visuelle analogique). Si possible, utiliser un Dynamap®.
- Un fauteuil préalablement nettoyé et désinfecté.
- Des oreillers et des coussins pour installer correctement le malade dans son fauteuil.
- Un pied à perfusion mobile pour les patients perfusés.
- Un réniforme et des mouchoirs (la douleur exercée sur les sutures provoque parfois des nausées et des vomissements).
- Une paire de gants à usage unique non stériles.
- Un tablier de protection.
- Le matériel nécessaire pour le change de la literie : alèses, draps.
- Une lingette de ménage et un produit nettoyant-désinfectant (type Surfanios®).
- Un sac-poubelle propre.

Pour les malades sous oxygène, il faut prévoir un tuyau assez long pour aller de la prise murale d'oxygène jusqu'au fauteuil.

Déroulement du soin

Premier lever d'un malade opéré.

- Frapper à la porte et entrer à l'invitation du malade.
- Allumer le témoin de présence.
- Mettre le tablier de protection.
- Faire une friction hydroalcoolique des mains.
- Vérifier que les freins du lit sont bloqués.
- Vérifier la douleur du malade à l'aide de l'échelle EVA. Noter le résultat.
- L'infirmier ou l'aide-soignant contrôle les paramètres vitaux du malade en position allongée et note les résultats. Si ce contrôle est satisfaisant (pas d'hypotension, pas de douleurs excessives), le malade sera aidé pour s'installer en position assise au bord du lit.
- Tous les paramètres vitaux seront de nouveau contrôlés et notés. Si les paramètres sont satisfaisants, le lit sera baissé en position basse (il faut que les pieds du malade touchent bien le sol). Les soignants mettront les chaussons du malade et ils l'aideront à passer du lit jusqu'au fauteuil. Faire attention que le matériel de soins suive bien, sans traction.
- Demander au malade de bien regarder en face de lui et de ne pas regarder le sol (risque de vertige).

- Aider le malade à s'asseoir dans le fond du fauteuil délicatement (il ne doit pas chuter de tout son poids dans le fauteuil : risque de majoration des douleurs).
- Les paramètres vitaux et L'EVA seront de nouveau contrôlés et notés.
- Le malade sera installé confortablement au fauteuil en utilisant si besoin les oreillers et les coussins.
- Effectuer une friction hydroalcoolique des mains. Enfiler les gants à usage unique.
- Pendant que le malade se repose, les soignants effectuent le change de la literie et le nettoyage du matelas à l'aide de la lingette de ménage et le produit nettoyant-désinfectant.
- Ôter et jeter les gants et le tablier de protection dans le sac-poubelle. Fermer le sac. Mettre un sac-poubelle propre.
- Mettre les affaires personnelles et la sonnette d'appel à portée de main du malade.
- Demander au malade d'appeler les soignants lorsqu'il voudra se recoucher ou s'il ne se sent pas bien.
- Éteindre le témoin de présence de la chambre.
- Évacuer le sac-poubelle dans la filière DMA (déchets ménagers et assimilés).
- Effectuer un lavage des mains au savon doux.
- Après un quart d'heure, retourner voir le malade pour voir si celui-ci désire retourner au lit. Si c'est le cas, appeler l'infirmier et, ensemble, recoucher le malade.
- Les paramètres vitaux et la douleur seront de nouveau contrôlés et notés.
- Transmettre les chiffres des paramètres vitaux dans le dossier de soins du malade.

Transmission du soin

- Noter tous les résultats des paramètres vitaux contrôlés.
- Noter la durée de la mise au fauteuil.
- Indiquer la participation du malade et ses difficultés éventuelles : douleurs, vertiges, nausées.
- Signaler les propos significatifs du malade : inquiétudes, inconforts.

Prévention des risques

Les deux complications majeures du premier lever sont la chute (par malaise sur une hypotension orthostatique) et l'éventration (par rupture des sutures de l'intervention chirurgicale). Pour éviter cela, le premier lever se pratique toujours en présence de deux soignants. Demander au malade opéré de tenir sa cicatrice avec ses deux mains afin d'éviter les tractions lors du lever.

Le lever se déroule par étapes, pendant lesquelles la pression artérielle est contrôlée. À la moindre complication, le malade sera recouché dans son lit.
Lors des manipulations du lit au fauteuil, il faut prendre toutes les précautions pour que le matériel médical (perfusion, sondes, drains) ne subisse pas de traction et ne se désadapte pas.

Apports visuels

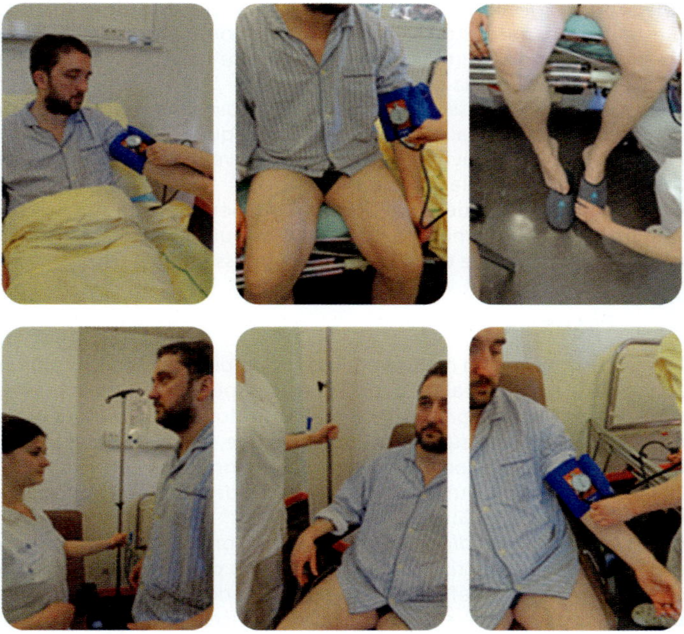

Source : 120 fiches pratiques aide-soignant. P. Delpierre, A. Ramé, 2022.

Fiche
36

Le soin de bouche (non médicamenteux)

Définition

Le soin de bouche non médicamenteux est un soin appartenant au rôle propre infirmier, il peut donc être réalisé par un aide-soignant. C'est un soin permettant d'assurer une bonne hygiène buccale chez des personnes qui n'ont pas la capacité de le faire ou qui ne s'alimentent pas par la bouche.
Le but du soin est d'assurer le bien-être physique et psychologique de la personne, de maintenir les caractéristiques physiologiques et l'hydratation de la cavité buccale et de prévenir les complications (halitose, mycose, inflammations, lésions).
Chez les personnes dépendantes et conscientes, il faut faire un soin de bouche au minimum trois fois par jour à distance des repas (sinon, il y a un risque de nausée et de vomissement).

Focus

Le soin de bouche non médicamenteux est appelé ainsi en opposition aux soins de bouche réalisés dans les services spécialisés (réanimations, soins intensifs, soins palliatifs, hémato-oncologie) dans lesquels on emploie des produits, sur prescription médicale, tels que la Fungizone® ou le bicarbonate de sodium pour faire les soins de bouche.
Les produits les plus utilisés pour les soins de bouche « non médicamenteux » sont le Givalex®, le Parodontax® ou l'Hextril®. Ce sont eux-mêmes des « *médicaments* » mais que l'on peut se procurer en pharmacie sans prescription médicale. C'est pour cette raison que certains soignants préfèrent parler de soins de bouche non stériles et de soins de bouche stériles (pour les services spécialisés).

Préalable au soin

Le soignant prévient la personne du soin qui va lui être fait. Il consulte le dossier de soins de la personne pour vérifier la façon dont les soins se sont déroulés les jours précédents (absence de fausses routes, de lésion ou de toux), ainsi que les produits employés pour le soin.
Le soignant se renseigne également sur l'état bucco-dentaire de la personne : lésions, fragilité des dents (risque de déchaussage), appareil dentaire, afin d'adapter le soin et le choix des produits (exemple : les bâtonnets citronnés sont contre-indiqués en cas de

lésions buccales). L'environnement proche de la personne est nettoyé et désinfecté avant et après le soin.

Préparation du matériel

- Un plateau de soins nettoyé et désinfecté.
- Un kit de soins de bouche contenant : une cupule (pour mettre le produit), des compresses, des bâtonnets (en coton ou en mousse) et un abaisse-langue.
- Un antiseptique buccal (type Hextril® ou Givalex®).
- Des compresses non stériles.
- Du sérum physiologique monodose.
- La serviette de toilette de la personne ou une serviette de toilette jetable.
- Une brosse à dents.
- Du dentifrice.
- Un verre à dents pour rincer la bouche en fin de soin.
- Une boîte pour les prothèses dentaires remplie d'une solution antiseptique.
- Une solution hydroalcoolique.
- Une paire de gants à usage unique non stériles.
- Un tablier de protection.
- Une lingette de ménage et un produit nettoyant-désinfectant (type Surfanios®).
- Un réniforme.
- Un sac-poubelle propre.

Déroulement du soin

Le soin s'adresse à une personne consciente qui ne peut pas assurer ses soins de bouche seule et qui possède un appareil dentaire.

- Frapper à la porte et entrer à l'invitation du malade.
- Allumer le témoin de présence.
- Mettre le tablier de protection.
- Faire une friction hydroalcoolique des mains.
- Demander à la personne si elle désire aller aux toilettes. Si besoin, l'accompagner.
- Approcher l'adaptable, préalablement nettoyé et désinfecté, près du lit et poser le plateau de soins. Ouvrir le kit de soins de bouche. Mettre le produit antiseptique dans la cupule, le diluer avec le sérum physiologique. Ouvrir le paquet de compresses non stériles, ainsi que le sérum physiologique monodose. Remplir le verre à dents avec de l'eau du réseau.
- Poser le réniforme et la boîte à prothèse à côté du plateau de soins.
- Mettre le sac-poubelle à portée de main.
- Vérifier que les freins du lit sont bien bloqués.
- Mettre le lit à hauteur des hanches du soignant.

- Installer la personne en position demi-assise (voire assise).
- Aller chercher la serviette de toilette de la personne et lui mettre autour du cou et sur le thorax pour protéger ses vêtements (à défaut mettre une serviette de toilette jetable).
- Effectuer une friction hydroalcoolique des mains.
- Enfiler la paire de gants à usage unique non stériles.
- Demander à la personne d'ouvrir la bouche et, à l'aide d'une compresse, enlever son appareil dentaire avec précaution, et le poser dans la boîte à prothèse préalablement remplie d'antiseptique.
- Mettre les bâtonnets montés dans la cupule avec l'antiseptique buccal.
- Prendre un bâtonnet en éliminant le surplus de liquide contre le bord de la cupule.
- Maintenir la bouche ouverte du malade à l'aide de l'abaisse-langue.
- Nettoyer toutes les faces la bouche avec les bâtonnets, de l'arrière vers l'avant (changer de bâtonnet pour chaque face).
  - Nettoyer chaque arcade séparément.
  - Nettoyer les gencives.
  - Nettoyer le palais et l'intérieur des joues.
  - Nettoyer la langue.
- Jeter chaque bâtonnet après utilisation dans le sac-poubelle.
- Demander à la personne de se rincer la bouche avec le verre à dents et lui donner le réniforme pour qu'elle puisse cracher.
- Essuyer la bouche de la personne avec la serviette de toilette.
- Mettre le dentifrice sur la brosse à dents et nettoyer la prothèse.
- Rincer la prothèse au-dessus du réniforme avec le sérum physiologique.
- Replacer la prothèse dans la bouche du malade avec précaution.
- Vérifier sa bonne fixation en demandant à la personne de serrer les dents.
- Réinstaller la personne de manière confortable.
- Vider le réniforme dans le cabinet de toilette et le jeter dans le sac-poubelle. Jeter également le kit de soins de bouche, le paquet de compresses et les monodoses de sérum physiologique entamées.
- À l'aide de la lingette de ménage et du produit nettoyant-désinfectant, nettoyer l'adaptable ainsi que le plateau de soins.
- Ôter et jeter les gants et le tablier de protection dans le sac-poubelle. Fermer le sac. Mettre un sac-poubelle propre.
- Effectuer une friction hydroalcoolique des mains.
- Vérifier que la personne est bien installée et qu'elle n'a besoin de rien.
- Mettre les affaires personnelles et la sonnette d'appel à portée de main.
- Éteindre le témoin de présence de la chambre.
- Évacuer le sac-poubelle dans la filière DMA (déchets ménagers et assimilés).
- Ranger le matériel.
- Faire un lavage des mains au savon doux.
- Transmettre oralement le soin à l'infirmier et par écrit dans le dossier de soins.

Transmission du soin

- Noter le soin effectué : soin de bouche.
- Noter le soin dans le diagramme de tâches du dossier de soins.
- Noter le comportement et la participation de la personne durant le soin.
- Signaler le nettoyage et le repositionnement de la prothèse dentaire.
- Noter les observations de la cavité buccale : absence de lésion, absence de saignement, état des dents et des gencives.
- Noter les propos significatifs de la personne : inconforts, douleurs.

Prévention des risques

Les risques principaux de ce soin sont le risque de fausse route, le risque d'inhalation bronchique du produit antiseptique, le déchaussement d'une dent fragile ou une lésion de la muqueuse buccale. La prévention de ces risques consiste à bien installer la personne en position demi-assise (voire assise), d'enlever le surplus d'antiseptique buccal avant de faire pénétrer le bâtonnet dans la bouche et d'avoir des gestes doux afin d'éviter toute blessure.

Apports visuels

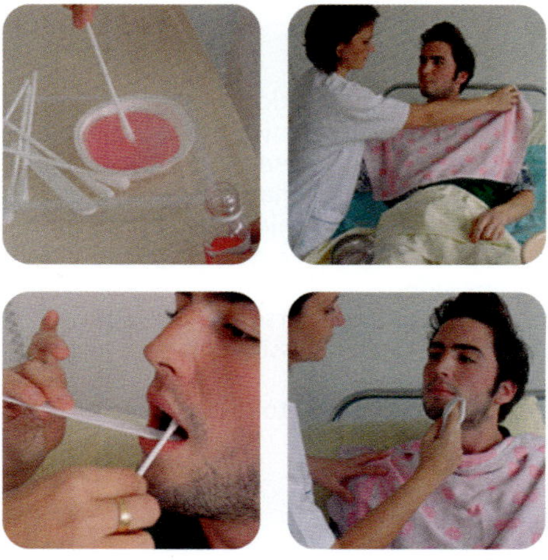

Source : 120 fiches pratiques aide-soignant. P. Delpierre, A. Ramé, 2022.

Fiche
37

Prélèvements non stériles d'urines et de selles

Définition

Dans le cadre de la collaboration et du rôle propre de l'infirmier, l'aide-soignant participe aux prélèvements qui ne demandent pas une mise en pratique stérile.
Les examens de selles et d'urines non stériles sont effectués afin de poser un diagnostic et/ou de surveiller l'évolution d'une maladie.

Focus

Certains examens des urines sont de la compétence de l'aide-soignant.
- Protéinurie.
- Bilan électrolytique urinaire (BEU).
- L'examen extemporané des urines (voir fiche 38).

Plusieurs examens des selles sont de la compétence de l'aide-soignant.
- Coproculture : recherche de bactéries dans les selles.
- Examen parasitologique des selles (EPS).

Préalable au soin

Avant de procéder à la réalisation du soin, l'aide-soignant doit prendre connaissance des transmissions auprès de l'infirmier, vérifier l'identité du malade et se renseigner sur les habitudes de vie du malade concernant son élimination.
En fonction du degré d'autonomie et de compréhension de la personne, l'aide-soignant laissera ce dernier prendre en charge l'examen, avec ou sans aide.
L'aide-soignant prévient la personne du soin en cours et lui demande, dans la mesure du possible, de ne pas uriner, ni de déféquer avant l'examen.
L'adaptable et le couvercle des toilettes seront nettoyés et désinfectés avant le début du soin.

Fiches de soins AS

Préparation du matériel

Pour l'examen des selles

- Un chariot de soins nettoyé et désinfecté.
- Un pot à coproculture muni d'une spatule et d'un sac d'examen.
- Une étiquette autocollante avec le nom du malade, le nom du service et la date de l'examen.
- Un bassin nettoyé et désinfecté muni d'un couvercle.
- Un abaisse-langue (si le pot à coproculture n'a pas de spatule).
- Une solution hydroalcoolique.
- Deux paires de gants à usage unique non stériles.
- Un tablier de protection.
- Une lingette de ménage et un produit nettoyant-désinfectant (type Surfanios®).
- Du papier toilette.
- Un sac-poubelle propre.

Pour l'examen des urines

- Un chariot de soins nettoyé et désinfecté.
- Un pot de recueil des urines non stérile et un sac d'examen.
- Une étiquette autocollante avec le nom du malade, le nom du service et la date de l'examen.
- Un bassin ou un urinal nettoyé et désinfecté.
- Une seringue de 60 ml à gros embout.
- Une solution hydroalcoolique.
- Une paire de gants à usage unique non stériles.
- Un tablier de protection.
- Une lingette de ménage et un produit nettoyant-désinfectant (type Surfanios®).
- Une protection (carré bleu).
- Un sac-poubelle propre.

Déroulement du soin

Coproculture chez une personne dépendante

- Frapper à la porte et entrer à l'invitation du malade.
- Allumer le témoin de présence de la chambre.
- Mettre le tablier de protection.
- Effectuer une friction hydroalcoolique des mains.
- Installer le chariot de soins près du cabinet de toilette.
- Vérifier que les freins du lit sont bloqués.
- Mettre le lit à la hauteur des hanches du soignant.
- Baisser la tête de lit à 30°. Aider le malade à se dévêtir.

- Aider la personne à s'installer sur le bassin de lit. Rappeler à la personne l'obligation de ne pas uriner dans le bassin pour ne pas fausser l'examen (pour les messieurs, il est possible de leur donner un urinal en même temps ou avant la mise sur le bassin).
- Mettre la sonnette d'appel à portée de main.
- On s'éloigne pendant que la personne fait ses besoins et on demande à la personne d'appeler lorsqu'elle aura terminé.
- On prépare le matériel nécessaire au soin sur le chariot : pot de coproculture, sac d'examen.
- Lorsque la personne appelle, effectuer une friction hydroalcoolique des mains.
- Enfiler la paire de gants à usage unique.
- Aider la personne à s'essuyer avec le papier toilette.
- Jeter le papier toilette dans le sac-poubelle.
- Retirer le bassin et se diriger vers le cabinet de toilette. Poser le bassin sur le couvercle des W-C (préalablement nettoyé).
- Ouvrir le pot à coproculture sans toucher l'intérieur. Avec la spatule du couvercle, prélever des selles dans le bassin et les mettre dans le pot. Fermer le couvercle avec précaution.
- Si le pot ne comprend pas de spatule, utiliser un abaisse-langue pour prélever les selles et les mettre dans le pot. Jeter l'abaisse-langue dans le sac-poubelle.
- Recouvrir le bassin avec un couvercle et le mettre sur la partie basse du chariot de soins.
- Ôter et jeter les gants de protection dans le sac-poubelle.
- Effectuer une friction hydroalcoolique des mains.
- Mettre l'étiquette autocollante sur le pot et le mettre dans le sac d'examen.
- Aider le malade à se rhabiller et à s'installer correctement dans son lit (ou au fauteuil).
- Effectuer une friction hydroalcoolique des mains et remettre une paire de gants.
- À l'aide de la lingette de ménage et du produit nettoyant-désinfectant, nettoyer le couvercle des W-C.
- Ôter et jeter les gants et le tablier de protection dans le sac-poubelle. Fermer le sac et le mettre sur la partie basse du chariot de soins. Mettre un sac-poubelle propre.
- Effectuer une friction hydroalcoolique des mains.
- S'assurer que le malade n'a besoin de rien.
- Éteindre la présence de la chambre.
- Emmener le pot d'examen dans le poste de soins.
- Évacuer le sac-poubelle dans la filière DMA (déchets ménagers et assimilés).
- Mettre le bassin et son contenu dans le lave-bassin.
- Nettoyer et ranger le chariot de soins.
- Faire un lavage des mains au savon doux.
- Transmettre le soin oralement à l'infirmier et par écrit dans le dossier de soins.

Examen des urines non stériles chez une personne indépendante

- Allumer le témoin de présence de la chambre.
- Effectuer une friction hydroalcoolique des mains.
- Mettre le tablier de protection.
- Mettre une protection sur le chariot de soins.
- Préparer le matériel pour le soin : le pot à urine, la seringue de 60 ml à gros embout, le sac d'examen et l'étiquette au nom du malade.
- Selon qu'il s'agisse d'une femme ou d'un homme, donner un bassin ou un urinal propre. Demander à la personne d'uriner dans le cabinet de toilette et de poser ensuite le bassin ou l'urinal sur la protection du chariot.
- Effectuer une friction hydroalcoolique des mains.
- Enfiler la paire de gants à usage unique.
- Ouvrir le pot à urine sans toucher l'intérieur.
- Prendre la seringue de 60 mL et prélever 5 à 10 ml d'urine dans le bassin ou l'urinal.
- Transvaser le contenu de la seringue dans le pot à urine, sans toucher les bords du pot avec la seringue. Jeter la seringue dans le sac-poubelle.
- Fermer le pot avec le couvercle, sans toucher l'intérieur.
- Mettre l'étiquette autocollante au nom du malade sur le pot, puis mettre l'ensemble dans le sac d'examen.
- Vider le reste des urines (bassin ou urinal) dans le cabinet de toilette (sauf si diurèse ou examen d'urine en cours). Mettre le bassin ou l'urinal sur la partie basse du chariot de soins.
- Jeter la protection dans le sac-poubelle.
- À l'aide de la lingette de ménage et du produit nettoyant-désinfectant, nettoyer le chariot de soins.
- Jeter la lingette, les gants et le tablier de protection dans le sac-poubelle. Fermer le sac. Mettre un sac-poubelle propre.
- Effectuer une friction hydroalcoolique des mains.
- Vérifier que le malade est bien installé, que ses affaires et la sonnette d'appel soient à portée de main.
- Éteindre le témoin de présence de la chambre.
- Évacuer le sac-poubelle dans la filière DMA (déchets ménagers et assimilés).
- Nettoyer et ranger le chariot de soins.
- Mettre l'urinal et le bassin sales dans le lave-bassin.
- Faire un lavage des mains au savon doux.
- Transmettre le soin oralement à l'infirmier et par écrit dans le dossier de soins du malade.

Transmission du soin

- Noter le soin effectué : coproculture ou examen d'urines non stériles.
- Décrire l'aspect, la couleur des selles et/ou des urines.
- Noter le comportement et la participation de la personne durant le soin.
- Noter les propos significatifs de la personne : inconforts, douleurs.
- Signaler toute anomalie sans tarder : présence de sang dans les urines ou dans les selles, couleur des urines ou des selles anormales.

Focus

Cas particuliers : examen des selles ou des urines non stériles chez une personne incontinente.
Pour l'examen des selles, ces dernières seront prélevées dans la protection avec la spatule ou avec un abaisse-langue sur les selles qui ne sont pas en contact avec les urines.
Pour l'examen des urines des hommes, on peut poser un étui pénien avec un collecteur à urine, le temps de l'examen. Pour les dames, soit on propose un bassin (avec le risque d'avoir aussi des selles), soit on propose un urinal adapté à la morphologie féminine pour recueillir les urines.

Apports visuels

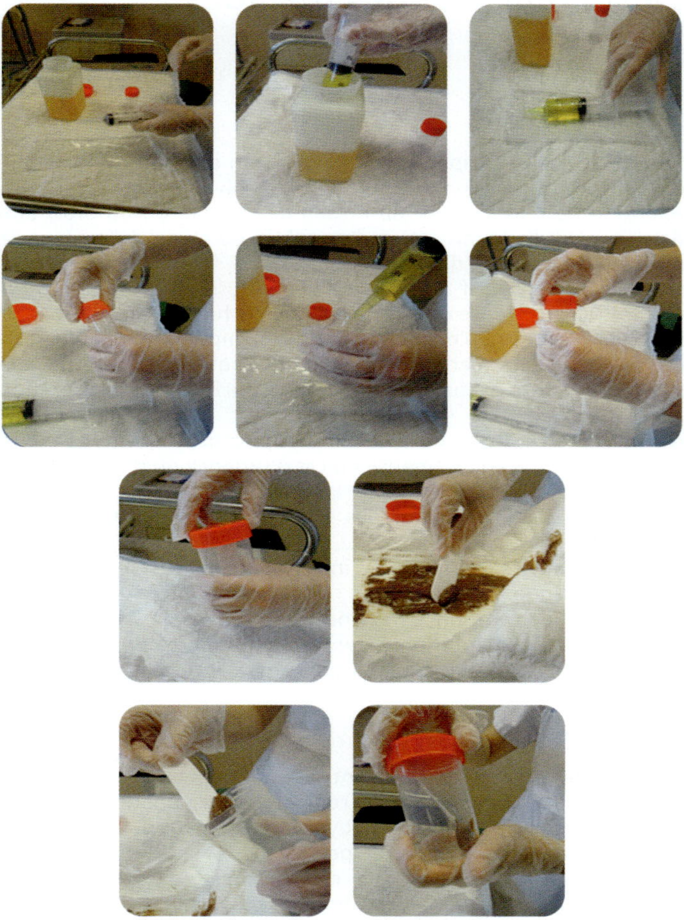

Source : 120 fiches pratiques aide-soignant. P. Delpierre, A. Ramé, 2022.

Fiche 38

La surveillance des malades perfusés

Définition

La voie veineuse périphérique (VVP) est un dispositif médical qui consiste à introduire un cathéter stérile au niveau d'une veine périphérique (le plus souvent au niveau de la main ou du bras) afin de permettre l'administration d'un soluté ou d'un médicament de manière continue ou discontinue.
C'est un geste invasif qui réclame une asepsie et des règles d'hygiène strictes. La pose et le retrait d'une perfusion relèvent du rôle infirmier prescrit, il n'est donc pas de la compétence de l'aide-soignant. Mais ce dernier participe à la préparation du matériel, à la surveillance de la perfusion et du malade perfusé, en collaboration avec l'infirmier.
La pose d'une perfusion par voie veineuse poursuit plusieurs objectifs.

- Disposer d'une voie veineuse en cas d'urgence ou d'intervention chirurgicale.
- Réhydrater et apporter des d'électrolytes (déshydratation, carences).
- Administrer des médicaments intraveineux de manière continue ou discontinue.
- Transfuser des produits sanguins (culots globulaires, plasma).
- Assurer une alimentation parentérale (patients ne pouvant pas s'alimenter par la bouche [sédation, coma, intubation]).

Focus

Le débit de la perfusion est contrôlé manuellement ou automatiquement par une molette de réglage ou par une pompe volumétrique qui se trouve sur le tuyau de la perfusion ou entre le cathéter veineux et la poche de perfusion.
Les cathéters veineux ont des couleurs différentes qui correspondent à leur calibre et à leur débit de perfusion.

- Jaune : calibre 24 — diamètre intérieur 0,7 mm — débit : 13 ml/min.
- Bleu : calibre 22 — diamètre intérieur 0,9 mm — débit : 36 ml/min.
- Rose : calibre 20 — diamètre intérieur 1,1 mm — débit : 61 ml/min.
- Vert : calibre 18 — diamètre intérieur 1,3 mm — débit : 103 ml/min.

- Gris : calibre 16 — diamètre intérieur 1,7 mm — débit : 196 ml/min.
- Orange : calibre 14 — diamètre intérieur 2,2 mm — débit : 343 ml/min.

Préparation du matériel

- Un chariot de soins nettoyé et désinfecté.
- Un pied à perfusion mobile ou fixé sur le lit.
- Deux cathéters veineux (cathlons) de la même taille, choisis par l'infirmier en fonction de l'état veineux du malade et du débit de perfusion du produit à perfuser.
- Une tubulure stérile (percuteur, chambre goutte-à-goutte, clamp de débit [molette]), site de ponction et extrémité Luer Lock (raccord muni d'un pas de vis permettant une connexion sécurisée avec un autre dispositif médical).
- Un prolongateur Luer Lock et un robinet à trois voies stériles.
- Une poche de soluté de perfusion stérile (selon la prescription médicale).
- Des compresses stériles.
- Un antiseptique à large spectre.
- Un pansement occlusif transparent (type Opsite).
- Un champ de table stérile.
- Du sparadrap hypoallergénique.
- Une protection pour glisser sous le bras du malade.
- Deux masques chirurgicaux (opérateur et serveur).
- Une paire de gants stériles (opérateur) et une paire de gants non stériles (serveur).
- Deux tabliers de protection (opérateur et serveur).
- Une lingette de ménage et un produit nettoyant-désinfectant (type Surfanios®).
- Un sac-poubelle propre.

Déroulement du soin

- Le patient est informé du soin qui va lui être fait.
- L'environnement proche du malade est nettoyé et désinfecté préalablement.
- Frapper à la porte et entrer à l'invitation du malade.
- Allumer le témoin de présence de la chambre.
- Les deux soignants effectuent une friction hydroalcoolique des mains.
- L'infirmier et l'aide-soignant mettent un tablier de protection.
- Demander au malade s'il désire aller aux toilettes.
- Positionner le chariot de soins au plus près du lit du malade, du côté où l'infirmier va poser la perfusion.
- Mettre le sac-poubelle à portée de main.

- Vérifier que les freins du lit sont bloqués.
- Mettre le lit à la hauteur de la hanche de l'infirmier.
- L'infirmier et l'aide-soignant mettent un masque chirurgical. Ils effectuent ensuite une friction hydroalcoolique des mains.
- L'aide-soignant met une paire de gants à usage unique. L'infirmier met une paire de gants stériles.
- L'aide-soignant ouvre le paquet du champ de table stérile, avec précaution, et le tend à l'infirmier qui l'installe sur le chariot de soins préalablement nettoyé et désinfecté.
- L'aide-soignant donne ensuite à l'infirmier, au-dessus du champ stérile et sans le contaminer, tout le matériel médical nécessaire au soin : compresses stériles, cathlons stériles, tubulure stérile, prolongateur et robinet à trois voies.
- Il met l'antiseptique sur les compresses stériles que l'infirmier aura positionné sur le champ stérile.
- Pendant que l'infirmier monte la tubulure sur le flacon de perfusion, l'aide-soignant met une protection sous le bras du malade et pose le garrot dessus.

Apports visuels (pose de la perfusion)

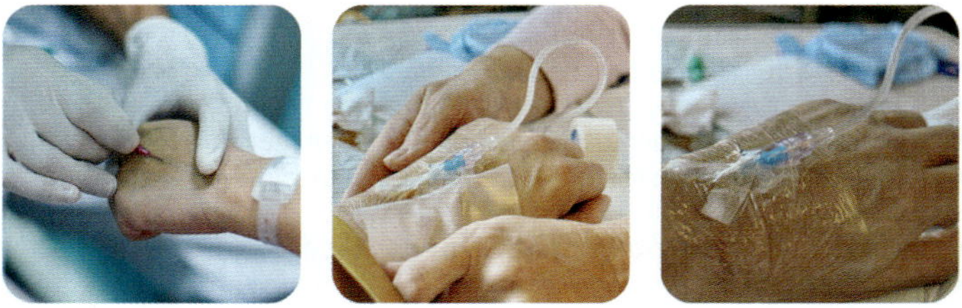

Source : AdobeStock.

Déroulement du soin

Surveillance du matériel

La poche de perfusion : elle doit être positionnée plus haut que le point de ponction veineux pour éviter un reflux veineux dans la tubulure. Prévenir l'infirmier lorsque la poche est presque vide. Si cette dernière est vide, clamper la tubulure et prévenir l'infirmier sans tarder.

Le pansement occlusif : il doit être propre et sec et recouvrir parfaitement le point de ponction et le cathéter. En cas de problème (présence de sang, fuites, pansement décollé), prévenir immédiatement l'infirmier.

La chambre compte-gouttes : le débit de la perfusion doit être régulier, la chambre doit être remplie à moitié de liquide. Prévenir sans tarder l'infirmier si la chambre compte-gouttes est vide.

La tubulure de la perfusion : elle doit être libre, sans tension ni coudure. Vérifier l'absence de reflux sanguin (risque d'obstruction du cathéter) et de bulles d'air dans la tubulure (risque d'embolie). En cas de problème, prévenir l'infirmier.
La pompe volumétrique : vérifier le bon fonctionnement ainsi que le débit prescrit et informer l'infirmier en cas de problème.

Surveillance du malade

- Le bras du malade : la perfusion est normalement peu douloureuse après la pause. Si le malade se plaint de douleurs au niveau du point de ponction, c'est peut-être le signe d'une extravasation (diffusion du liquide de perfusion dans le tissu cutané).
- Le point de ponction : vérifier l'absence de rougeur, de gonflement ou de fuite sur le trajet de la perfusion (lymphangite).
- Surveillance des paramètres vitaux : contrôler la température corporelle régulièrement pour prévenir le risque infectieux.
- Rechercher les signes cliniques d'une infection : hyperthermie, tachycardie, agitation, sueurs, frissons.
- Mobilisation : s'assurer que le malade perfusé puisse réaliser ses transferts avec la perfusion sans risque. Prévoir un pied à perfusion mobile pour que le malade ait la possibilité de se rendre au cabinet de toilette pour ses besoins ou ses soins d'hygiène.
- Habillage : le malade n'est pas autonome pour se vêtir et se dévêtir avec une perfusion. Un soignant doit être présent pour l'aider et pour passer la poche de perfusion dans la manche des vêtements.
- Aides ponctuelles : le patient peut rencontrer des difficultés pour s'alimenter ou pour faire sa toilette, à cause du bras perfusé. L'aide-soignant apportera une aide partielle pour les repas et pour les soins d'hygiène.
- Éducation : expliquer au malade de ne pas tirer sur la tubulure de la perfusion, de ne pas modifier le débit et de ne pas plier le coude si le cathéter est positionné à cet endroit. Lui demander d'appeler l'infirmier en cas de problème.
- Risque infectieux : la manipulation de la perfusion, de la tubulure ou des robinets à trois voies doit se faire avec le maximum d'asepsie. L'entretien journalier de l'environnement contribue également à éviter le risque infectieux.
- Transmission : l'aide-soignant transmet toutes ses observations oralement à l'infirmier et par écrit dans le dossier de soins.

Prévention des risques

La complication la plus fréquente est la sortie du cathéter en dehors de la veine (extravasation) entraînant une perfusion du liquide dans les tissus cutanés environnants. Elle est souvent sans gravité

et nécessite le retrait de la perfusion et une gestion de l'œdème cutané. Par contre certains produits médicamenteux peuvent être responsables de nécrose tissulaire. Ils sont généralement perfusés sur une voie veineuse centrale pour éviter ce risque.
Le risque infectieux est toujours une possibilité. Il est dû le plus souvent à une mauvaise asepsie lors de la pose du cathéter veineux, ou lors de la manipulation du dispositif durant les soins.
La veine perfusée peut devenir inflammatoire (veinite) à cause de la perfusion répétée d'un même produit pendant plusieurs jours d'affilée. Cette inflammation peut à son tour provoquer une occlusion veineuse avec la formation d'un caillot.
Enfin, le risque d'un « arrachage » de la perfusion est toujours possible, surtout lorsque cette dernière est posée depuis plusieurs jours et que le pansement occlusif se fragilise.
Une injection accidentelle d'air dans la voie veineuse pourrait entraîner une embolie gazeuse (extrêmement rare).

Apports visuels

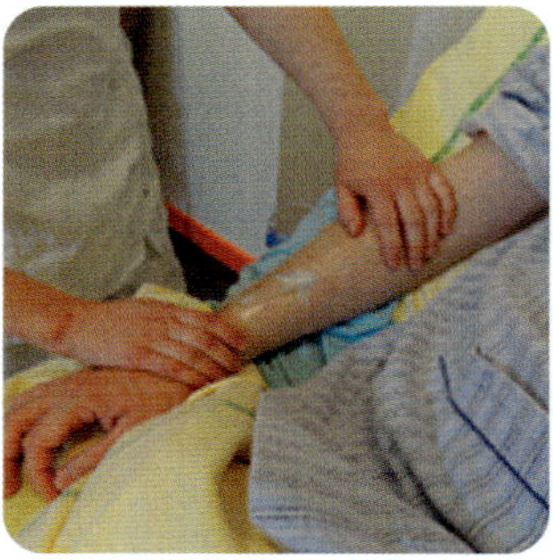

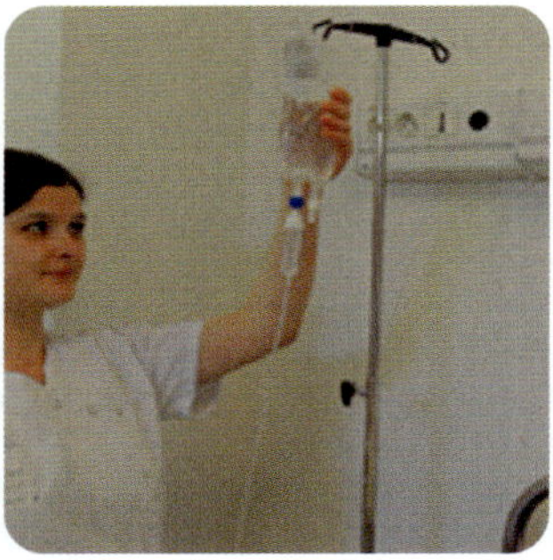

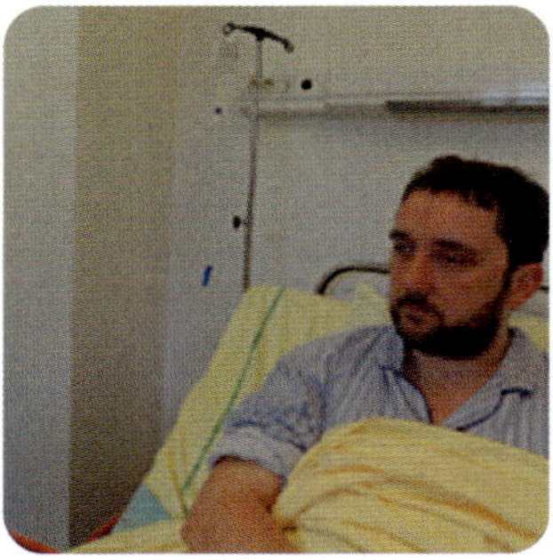

Source : 120 fiches pratiques aide-soignant. P. Delpierre, A. Ramé, 2022.

La préparation préopératoire du malade

Définition

La période préopératoire débute la veille de l'intervention chirurgicale et se termine lorsque le malade part pour le bloc. Elle comprend des soins d'hygiène et des surveillances qui permettent au malade d'envisager son opération dans les meilleures conditions.
Le rôle de l'aide-soignant dans cette période est primordial. Il doit avoir une écoute relationnelle bienveillante face aux inquiétudes du malade et doit assurer les soins d'hygiène de manière professionnelle, dans le respect des protocoles de soins.
L'objectif des soins préopératoires est de prévenir une infection en éliminant la flore transitoire du revêtement cutané du malade. Ils permettent d'assurer un site opératoire aseptique pour l'intervention chirurgicale. Ils visent à réduire l'anxiété du malade par une présence soignante, professionnelle et rassurante.
Les soins préopératoires font l'objet d'un protocole écrit conformément aux recommandations des chirurgiens et des équipes de soins.

Préalable au soin

Avant de débuter les soins, l'aide-soignant s'informe sur le type d'intervention et sur l'heure prévue du départ au bloc afin de pouvoir organiser les soins le matin de l'intervention et préparer la période postopératoire.
Le malade est informé par l'infirmier sur les soins qu'il doit accomplir la veille et le matin de l'intervention (douche complète avec un antiseptique), ainsi que sur les consignes à suivre : être à jeun depuis minuit (sans boire, sans manger et sans fumer).
Il faut vérifier si le malade est suffisamment autonome pour accomplir les soins d'hygiène seul ou s'il aura besoin d'aide. Vérifier la présence de prothèse auditive, dentaire ou oculaire (mettre les prothèses en lieu sûr jusqu'au retour du malade dans le service de chirurgie).

Préparation du matériel

La veille de l'intervention.

- Des gants et des serviettes de toilette à usage unique.
- Un savon antiseptique préconisé dans le protocole opératoire.
- Un pyjama ou une chemise de nuit propre.

- Un dépilateur électrique (les pommades dépilatoires sont à éviter : risque d'allergie).
- Un plateau de soins nettoyé et désinfecté.
- Des compresses non stériles.
- Une lingette de ménage et un produit nettoyant-désinfectant (type Surfanios®).
- Une paire de gants à usage unique non stérile.
- Un sac-poubelle propre.

Déroulement du soin

L'adaptable et l'environnement proche du malade sont nettoyés et désinfectés avant de débuter le soin.

- Allumer le témoin de présence de la chambre.
- Effectuer une friction hydroalcoolique des mains.
- Demander au malade s'il désire aller aux toilettes.
- Avant d'effectuer la toilette, l'infirmier ou l'aide-soignant va effectuer une dépilation de la zone opératoire à l'aide du dépilateur électrique conformément au protocole du service. Évacuer les poils dans le sac-poubelle à l'aide des compresses.
- Le malade peut ensuite prendre sa douche avec un savon antiseptique (un shampoing est réalisé avec ce même savon). Si le malade ne peut pas faire sa toilette seul, il sera aidé par l'aide-soignant (dans ce cas prévoir un tablier de protection [soin mouillant]).
- Si le malade est autonome pour sa toilette, l'aide-soignant doit quand même vérifier qu'elle se déroule selon le protocole établi : bien insister sur la toilette des aisselles, sur les plis cutanés, sur les espaces interdigitaux, sur la zone intime et le sillon interfessier. La toilette est effectuée en utilisant des gants et des serviettes de toilette à usage unique. Il faut indiquer au malade de laisser le produit antiseptique agir quelques instants avant de le rincer.
- Les ongles doivent être propres, courts, sans vernis et sans faux ongles.
- Rincer et sécher de manière minutieuse et s'habiller avec un pyjama ou une chemise de nuit propre.
- Un repas léger sera servi le soir.
- Avant que le malade s'endorme, lui rappeler qu'il doit rester à jeun à partir de minuit et que cela concerne aussi la cigarette (le mieux est d'enlever les denrées alimentaires et les boissons de la table de nuit à partir de minuit et de les mettre dans le placard du malade).
- Si le malade est trop anxieux, une prémédication lui sera donnée par l'infirmier avant de se coucher (sur prescription médicale).
- Les serviettes et les gants de toilette à usage unique sont jetés dans le sac-poubelle.
- Éteindre le témoin de présence et faire les transmissions.

Préparation du matériel

Le matin de l'intervention.

- Des gants et des serviettes de toilette à usage unique.
- Un savon antiseptique préconisé dans le protocole opératoire.
- Une tenue de bloc propre et adaptée à la morphologie du patient.
- Un sèche-cheveux.
- Une coiffe pour les cheveux (charlotte).
- Des surchaussures pour protéger les pieds.
- Du linge propre pour la réfection du lit (si le patient part au bloc avec son lit).
- Une lingette de ménage et un produit nettoyant-désinfectant (type Surfanios®).
- Une paire de gants à usage unique non stériles.
- Un tablier de protection.
- Un sac-poubelle propre.

Déroulement du soin

Le soin concerne un malade autonome qui part au bloc opératoire avec son lit.

- Allumer le témoin de présence de la chambre.
- Effectuer une friction hydroalcoolique des mains.
- Vérifier que le malade a bien respecté le jeûne depuis minuit.
- Se renseigner sur la qualité de son sommeil.
- Contrôler les paramètres vitaux : pression artérielle, fréquence cardiaque, température corporelle, fréquence respiratoire, saturation en oxygène. Les résultats seront transmis oralement à l'infirmier et par écrit dans le dossier de soins du malade (les résultats serviront de référence à la période per- et postopératoire).
- Vérifier l'absence de maquillage, de piercing, de bijoux et de vernis sur les ongles.
- Si la personne est porteuse de prothèses, lui demander de les enlever et de les ranger dans son placard.
- Mettre à disposition du malade le même matériel de soins que la veille, afin qu'il effectue une nouvelle douche antiseptique. Les mêmes recommandations seront données : bien insister lors de la toilette sur les zones « à risque » (aisselles, ombilic, plis cutanés, parties intimes, sillon interfessier, espaces interdigitaux). Utiliser un gant et une serviette de toilette jetables.
- Demander au malade de faire un soin de bouche après sa douche.
- Pendant que la personne effectue sa douche, le soignant en profite pour refaire le lit avec des draps et des alèses propres.
- Effectuer une friction hydroalcoolique des mains, puis enfiler la paire de gants à usage unique.

- À l'aide de la lingette de ménage et du produit nettoyant-désinfectant, nettoyer le matelas, les barrières et le tour de lit.
- Ôter le tablier et les gants de protection et les jeter dans le sac-poubelle. Réaliser une FHA.
- Quand la personne sera douchée, vérifier la zone dépilée pour contrôler qu'il n'y a pas de rougeur ou de lésions.
- Donner une tenue de bloc propre, une coiffe pour les cheveux et des surchaussures. Vérifier que la personne ne porte aucun sous-vêtement sous sa tenue. Si c'est le cas, lui demander de les enlever et de les ranger dans le placard.
- Demander au malade s'il désire aller aux toilettes, car une fois qu'il sera couché et que l'infirmier lui aura donné sa prémédication, il ne devra plus se lever (risque de chute).
- Mettre un bracelet d'identification au bras du malade (identitovigilance).
- Si la personne est agitée, mettre les barrières de lit sur prescription médicale.
- Mettre la sonnette à portée de main.
- Laisser la personne au calme afin d'optimiser les effets de la prémédication.
- Vérifier que le dossier du malade est prêt et que les brancardiers sont prévenus.
- Être présent au départ du malade pour le rassurer et pour aider les brancardiers en cas de transfert lit-brancard.

Transmission du soin

- Noter les soins effectués : dépilation de la zone opératoire et soins d'hygiène préopératoires.
- Signaler le respect du protocole préopératoire du service : la zone opératoire a été correctement dépilée, la douche antiseptique a été effectuée la veille et le matin de l'intervention, le malade a respecté la période de jeûne.
- Noter l'heure de la prise de la prémédication.
- Décrire le comportement et l'état psychologique du malade, la veille et le matin de l'intervention.

Focus

Il est important de rassurer les malades anxieux, car la peur de l'intervention peut avoir des conséquences sur les conditions du réveil en postopératoire.
Si la zone opératoire n'est pas correctement dépilée, ou si elle présente une allergie ou des lésions, le chirurgien peut récuser le malade et reporter l'intervention.

Les produits antiseptiques utilisés pour la douche doivent être compatibles avec ceux qui seront utilisés pendant la période opératoire (ils relèvent d'un protocole médical validé par les chirurgiens et les médecins du service).
Lorsque le malade est parti au bloc, l'aide-soignant nettoie, range et équipe la chambre en prévision de son retour de la salle de surveillance postinterventionnelle (SSPI).

Apports visuels

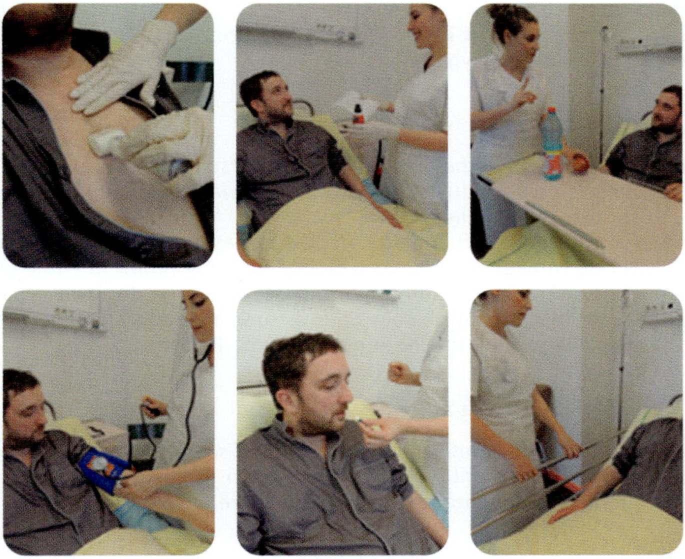

Source : 120 fiches pratiques aide-soignant. P. Delpierre, A. Ramé, 2022.

Fiche 40

La préparation de la chambre de l'opéré

Définition

La période peropératoire débute lorsque le malade est parti pour le bloc. Durant cet intervalle, l'aide-soignant assure le nettoyage de la chambre, il refait le lit avec des draps propres (si le malade est parti en brancard) et il teste le bon fonctionnement du matériel mural (aspiration, oxygène).

Focus

La préparation de la chambre de l'opéré poursuit plusieurs objectifs.

- Assurer la sécurité du malade au retour de la salle de surveillance postinterventionnelle (SSPI).
- Assurer le confort du malade en postopératoire immédiat.
- Éviter de souiller la literie afin de manipuler le moins possible le malade en postopératoire, pour ne pas majorer sa douleur.
- Préparer le matériel de soin pour assurer le support des perfusions, de la sonde urinaire et des drains de Redon.

Préalable au soin

Avant de reconditionner la chambre, l'aide-soignant se renseigne sur le type d'intervention chirurgicale et en fonction de ces données, il prépare le matériel de soin nécessaire.

Préparation du matériel

- Trois paires de gants à usage unique non stériles.
- Un tablier de protection (soins mouillants).
- Trois lingettes de ménage et un produit nettoyant-désinfectant (type Surfanios®).
- Trois protections (carrés bleus).
- Un détergent pour les W-C.
- Deux flacons de solution hydroalcoolique (un pour le soignant et l'autre pour laisser dans la chambre du malade).

- Deux sacs-poubelles propres (un pour la chambre, l'autre pour le cabinet de toilette).
- Le matériel pour la réfection du lit : draps, alèses, oreiller.
- Un sac pour le linge sale.
- Un haricot propre et des essuie-mains de type Sopalin.
- Un bocal à urines propre.
- Un arceau propre.

Déroulement du soin

Le soin concerne un malade qui est parti au bloc opératoire sur un brancard.

- Allumer le témoin de présence de la chambre.
- Mettre le tablier de protection.
- Effectuer une friction hydroalcoolique des mains.
- Mettre la paire de gants à usage unique non stériles.
- Procéder au nettoyage de la chambre à l'aide de la lingette de ménage et du produit nettoyant-désinfectant. Procéder du haut vers le bas et du plus propre au plus sale.
- Changer de face la lingette à chaque fois que l'on nettoie un nouveau support.
- Jeter la lingette dans le sac-poubelle après usage.
- Plier la couverture du lit et la poser sur le fauteuil préalablement nettoyé.
- Enlever tous les autres éléments de la literie (draps, alèses, oreiller) et les mettre dans le sac de linge sale.
- Prendre une seconde lingette de ménage et à l'aide du produit nettoyant-désinfectant, nettoyer le matelas, les barrières de protection et le tour de lit.
- Jeter la lingette et les gants à usage unique dans le sac-poubelle. Fermer le sac. Mettre un sac-poubelle propre.
- Effectuer une hygiène hydroalcoolique des mains.
- Refaire le lit avec des draps et des alèses propres. Remettre la couverture.
- Replier le drap et la couverture aux pieds du lit pour faciliter le couchage du malade au retour de la SSPI.
- Positionner les carrés de protection :
  - un au niveau de la tête : risque de vomissement en postopératoire lié aux médicaments morphinomimétiques (injectés lors de l'opération et en SSPI) et à la douleur au niveau du site opératoire,
  - un deuxième sous le siège du malade en cas de perte d'urines ou de selles,
  - un troisième du côté de l'intervention : risque de saignement.

Pour le retour du bloc, il faut prévoir une couverture supplémentaire au cas où le malade ait froid.

- *Vérifier le bon fonctionnement du matériel mural :*
  - aspiration (bocal de recueil, prolongateur),
  - oxygénothérapie (débitmètre, humidificateur [Aquapak®], prolongateur).
- *Installer le matériel médical pour le retour du malade :*
  - deux pieds à perfusion (fixe ou mobile), un de chaque côté du lit,
  - des sondes d'aspiration,
  - des sondes à oxygène,
  - un haricot et du Sopalin (en cas de vomissements),
  - un bocal à urines identifié au nom du malade,
  - un arceau pour éviter le poids des draps,
  - une solution hydroalcoolique.
- Effectuer une friction hydroalcoolique des mains. Mettre une paire de gants à usage unique.
- Nettoyer et désinfecter le cabinet de toilette (lavabo, robinetterie, couvercle des W-C, supports). Nettoyer les W-C avec un détergent.
- Jeter la lingette de ménage, les gants et le tablier de protection dans le sac-poubelle. Fermer le sac. Mettre un sac-poubelle propre.
- Effectuer une friction hydroalcoolique des mains.
- Vérifier la température de la chambre (réglage des radiateurs).
- Évacuer les déchets dans la filière DMA (déchets ménagers et assimilés).
- Éteindre le témoin de présence de la chambre.
- Transmettre la préparation de la chambre oralement à l'infirmier et par écrit dans le dossier de soins.

Apports visuels

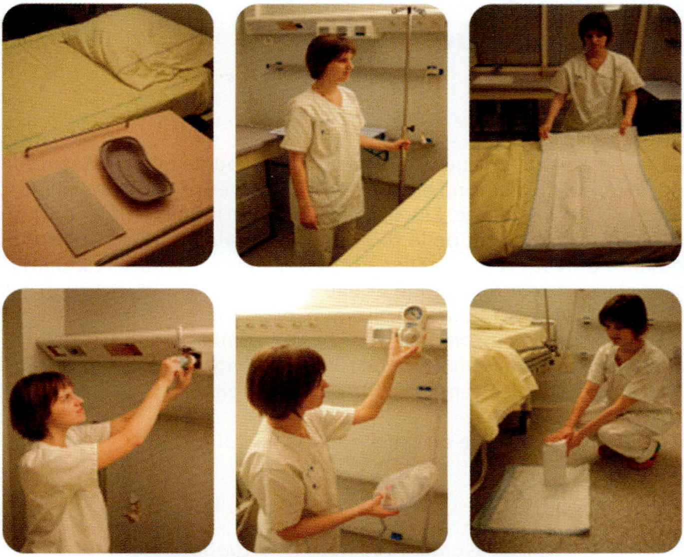

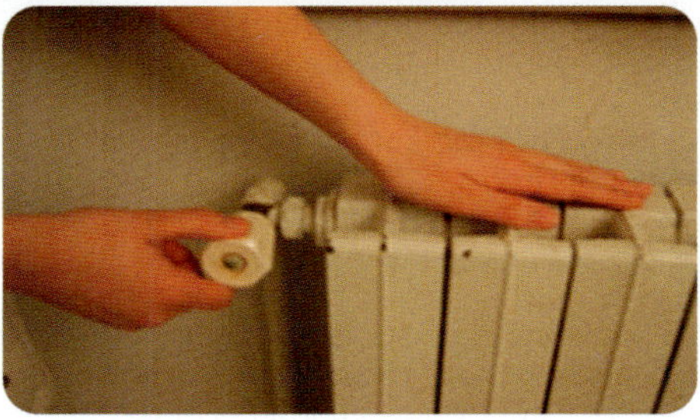

Source des deux figures : 120 fiches pratiques aide-soignant. P. Delpierre, A. Ramé, 2022.

Fiche
41

L'alimentation par sonde nasogastrique

Définition

La sonde nasogastrique (SNG) est un tuyau souple que l'on introduit par le nez et qui descend ensuite, par l'intermédiaire de l'œsophage, jusque dans l'estomac. Les sondes nasogastriques ont des calibres variables en fonction de la tolérance des malades et des fonctions qu'elles doivent remplir. Elles sont en différentes matières, mais la plus courante est en silicone et elle est radio-opaque.

La pose d'une SNG poursuit plusieurs objectifs.

- La vidange de l'estomac afin de le laisser au repos.
- Une alimentation entérale de manière continue ou discontinue.
- La prise de traitements lorsque la voie buccale n'est pas disponible.
- Un lavage gastrique en cas d'hémorragie digestive.

Focus

La pose d'une SNG est indiquée dans les situations suivantes.

- La mise au repos du tube digestif après une chirurgie (elle permet d'assurer l'aspiration du liquide gastrique, pancréatique et hépatique).
- La réalimentation des patients dénutris ou qui ne peuvent s'alimenter par la bouche.
- Les patients sédatés ou dans le coma afin d'éviter un syndrome de Mendelson (inhalation du contenu de l'estomac dans les bronches).
- Les patients souffrant de troubles de la déglutition graves.
- Avant une intubation pour prévenir le risque d'inhalation.
- Le syndrome occlusif (arrêt des matières et des gaz).
- Les hémorragies digestives pour assurer une vasoconstriction grâce à l'ingestion de liquides froids.
- La réalisation d'un tubage gastrique pour rechercher des bactéries dans le liquide gastrique.

La pose d'une SNG relève d'une prescription médicale. C'est donc un soin effectué uniquement par un infirmier ou par un médecin. L'aide-soignant participe à la préparation du matériel et assiste l'infirmier lors de la pose. Il surveille les malades en nutrition parentérale et change les poches de nutrition après que la première pose de produit a été effectuée par l'infirmier.

Préparation du matériel

- Un chariot de soins préalablement nettoyé et désinfecté.
- Une protection pour mettre autour du cou du patient.
- Une SNG de gros calibre.
- Un fosset conique pour obstruer la sonde.
- Un lubrifiant sous forme de gel ou de spray.
- Une seringue de 60 ml à embout conique.
- Un stéthoscope propre pour vérifier le bon positionnement de la sonde.
- Du sparadrap hypoallergénique pour fixer la sonde au niveau du nez et pour faire un rappel au niveau de la clavicule.
- Une pompe d'alimentation entérale électrique.
- Une tubulure pour connecter la SNG à la pompe d'alimentation.
- Une poche de nutrition entérale choisie en fonction des besoins du malade : riche en protéines, en lipides, en glucides, en oligoéléments ou en fibres.
- Des gants à usage unique non stériles.
- Deux tabliers de protection.
- Une solution hydroalcoolique.
- Des mouchoirs en papier.
- Un sac-poubelle propre.

Déroulement du soin

Avant la réalisation du soin, l'aide-soignant prévient le malade. Il accompagne l'infirmier pour la pose de la sonde gastrique au lit du malade. L'environnement poche est nettoyé-désinfecté.

Pose d'une sonde nasogastrique chez un patient dénutri conscient

- Allumer le témoin de présence de la chambre.
- Les soignants mettent un tablier de protection et réalisent une friction hydroalcoolique des mains.
- Demander au malade s'il désire aller aux toilettes avant le soin.
- Contrôler que les freins du lit sont bloqués et que le lit est à la hauteur de la hanche de l'infirmier.
- Installer le patient confortablement en position demi-assise ou assise. Bien lui expliquer le geste qui va être effectué afin d'assurer sa coopération (ne pas lui cacher que le geste est un peu désagréable, mais qu'il dure peu de temps).
- Demander au patient de se moucher pour bien dégager les narines.
- Jeter ensuite le mouchoir dans le sac-poubelle. Mettre la protection autour du cou du malade.

- L'infirmier prépare le matériel pour la pose de la SNG sur le chariot et le positionne à portée de main. Il évalue la distance nez-lobe de l'oreille et lobe de l'oreille-nombril pour repérer la longueur de sonde qu'il faudra introduire. Il note le repère.
- Il lubrifie l'extrémité de la sonde avec le lubrifiant et il introduit la SNG de manière perpendiculaire dans la narine, il pousse la sonde doucement jusqu'à la glotte. Il demande alors au malade de déglutir pour faciliter la progression de la sonde. Lorsque le malade avale sa salive, l'infirmier poursuit l'introduction de la sonde dans l'œsophage et il s'arrête lorsqu'il atteint le repère préalablement établi.
- La sonde est fixée au niveau du nez avec le sparadrap hypoallergénique.
- L'infirmier positionne le stéthoscope au niveau de l'estomac du malade et il insuffle 60 ml d'air dans la sonde avec la seringue à embout conique. L'arrivée de l'air entendu au stéthoscope objective le bon positionnement de la sonde.
- L'infirmier aspire le contenu gastrique avec la seringue de 60 ml et il obstrue l'extrémité de la sonde avec un clamp conique. Une radio de contrôle sera effectuée avant la mise en route de l'alimentation entérale.
- L'aide-soignant fait un rappel avec le sparadrap pour fixer la sonde au niveau de l'omoplate du malade pour que la sonde ne tire pas sur le nez en cas de traction.
- Après que le contrôle radio est effectué, l'aide-soignant prépare la poche de nutrition entérale et la fixe sur la pompe d'alimentation. L'infirmier connecte la tubulure de la pompe à la SNG et vérifie que tout se déroule sans problème (absence de nausée ou d'inconfort au passage du produit). À partir de ce moment, l'aide-soignant peut assurer le remplacement des prochaines poches d'alimentation.

Changement de poche d'alimentation

- Vérifier que la poche est conforme à la prescription médicale.
- Vérifier la date de péremption du produit.
- Avant l'utilisation du produit, il faut secouer la poche pour homogénéiser le mélange.
- Vérifier l'absence de floculation (précipitation d'une solution sous forme de flocons).
- Vérifier que la poche de nutrition est à température ambiante (l'utilisation d'une poche de nutrition à température ambiante ne doit pas dépasser 24 heures).
- Allumer le témoin de présence de la chambre.
- Effectuer une friction hydroalcoolique des mains.
- Installer confortablement le malade en position demi-assise.
- Vérifier les sparadraps de fixation.

- Mettre ses affaires personnelles et la sonnette d'appel à portée de main.
- Effectuer une friction hydroalcoolique des mains.
- Ouvrir le sachet de conditionnement de la poche de nutrition sur le plan de travail du chariot de soins.
- Enlever le capuchon protecteur.
- Connecter la tubulure de la pompe à la poche, sans rien toucher d'autre.
- Purger la tubulure, puis clamper.
- Enlever le fosset conique qui obstrue la sonde nasogastrique, le mettre dans un paquet de compresses propres, et connecter la tubulure de la pompe à la sonde.
- Ouvrir la molette et régler le débit sur la pompe conformément aux instructions de l'infirmier.
- Effectuer une friction hydroalcoolique des mains.
- Rester quelques instants dans la chambre pour vérifier que tout se déroule normalement et que le malade ne présente pas de complication. Vérifier que la sonnette d'appel est à portée de mains.
- Évacuer les déchets dans le sac-poubelle. Fermer le sac et mettre un sac-poubelle propre.
- Éteindre le témoin de présence de la chambre.
- Évacuer les déchets dans la filière DMA (déchets ménagers et assimilés).
- Nettoyer et ranger le matériel de soins.
- Effectuer les transmissions oralement à l'infirmier et par écrit dans le dossier de soins.

Prévention des risques

La sonde peut être introduite dans la trachée accidentellement. Si le patient se met à tousser ou à avoir du mal à respirer, il faut immédiatement retirer la sonde, laisser le malade se reposer quelques instants et recommencer l'opération.

Il peut y avoir des épistaxis lorsque l'introduction de la sonde s'avère plus difficile que prévu. Ils sont le plus souvent bénins, mais attention aux patients qui sont sous anticoagulants.

Lors de la pose, si la sonde n'est pas visible dans le fond de la bouche du patient, il faut la retirer et recommencer l'opération.

Il est important de vérifier la bonne position de la sonde à chaque passage des soignants dans la chambre : contrôle du repère de la sonde et des sparadraps de fixation. Si la SNG remonte dans l'œsophage, il y a un risque important d'inhalation bronchique. Les sparadraps de fixation doivent être changés dès qu'ils sont souillés et au moins une fois toutes les 24 heures.

Si la sonde est mal fixée au niveau du nez, il existe un risque d'escarre des ailes du nez.

Pour éviter la sécheresse buccale, il faut faire un soin de bouche au moins trois fois par 24 heures.
Surveiller régulièrement le poids du malade, ainsi que son transit.
Vérifier l'absence de douleur et de ballonnement abdominale.

Apports visuels

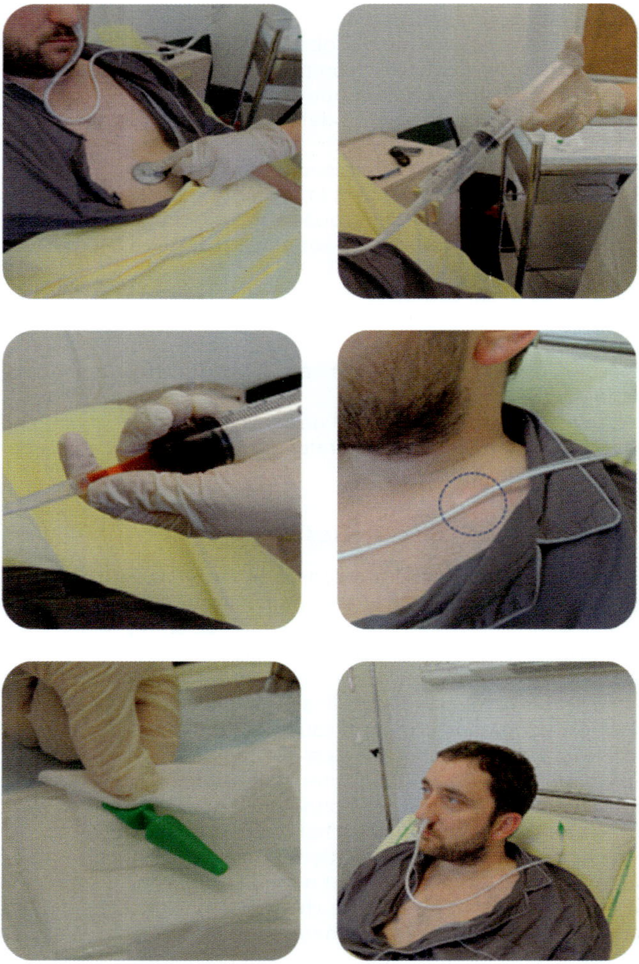

Source : 120 fiches pratiques aide-soignant. P. Delpierre, A. Ramé, 2022.

La réalisation d'un pansement simple

Définition

Le pansement est un dispositif médical qui est utilisé pour couvrir, protéger et favoriser la guérison d'une plaie. Il est maintenu par un sparadrap, par une bande ou il comprend un système de fixation autocollant.

Dans son rôle propre, l'infirmier réalise, surveille et renouvelle les pansements non médicamenteux. C'est donc un soin qui peut être réalisé en collaboration avec l'aide-soignant. Concernant les pansements stériles, qui ne sont pas de sa compétence, l'aide-soignant apportera son aide dans la préparation du matériel et il servira l'infirmier lors du soin.

Le terme de « pansement simple » désigne la réalisation d'un pansement sec à l'aide d'une compresse, la pose d'un pansement stérile adhésif (de type Tegaderm®) ou la réalisation d'un pansement alcoolisé (lymphangite).

Ces pansements sont appliqués sur une peau propre et non septique.

Focus

La pose d'un pansement simple poursuit plusieurs objectifs.

- Recouvrir une plaie pour éviter une infection.
- Recouvrir une plaie pour éviter les chocs ou les contacts irritants.
- Diminuer l'inflammation d'une partie d'un membre par l'application d'un pansement alcoolisé.

Le soin présenté dans cette fiche concerne l'application d'un pansement stérile adhésif (Tegaderm®) sur une plaie cicatrisée, au niveau du bras, qui doit être protégée.

Préparation du matériel

- Un guéridon de soins préalablement nettoyé et désinfecté.
- Un plateau de soins nettoyé et désinfecté avec : des compresses non stériles, un antiseptique (de type Chlorhexidine®) et un pansement stérile adhésif (Tegaderm®).
- Des gants non stériles à usage unique.
- Un tablier de protection (soins mouillants).

Fiches de soins AS

- Une protection (carré bleu) pour mettre sous le bras du malade.
- Une solution hydroalcoolique.
- Une lingette de ménage et un produit nettoyant-désinfectant (type Surfanios®).
- Un sac-poubelle propre.

Préalable au soin

- Déterminer avec le malade le meilleur moment pour réaliser le soin (généralement après les soins d'hygiène et avant ou après le petit-déjeuner).
- Profiter du passage dans la chambre pour observer le pansement précédent et contrôler l'état de la peau autour de ce dernier : pansement décollé, inflammation, suintement...
- Signaler toute anomalie à l'infirmier et s'assurer auprès de l'infirmier de la faisabilité du soin.
- Nettoyer et désinfecter l'environnement proche du malade avant de réaliser le soin.

Déroulement du soin

- Frapper à la porte de la chambre et entrer à l'invitation du malade.
- Allumer le témoin de présence de la chambre.
- Mettre le tablier de protection.
- Effectuer une friction hydroalcoolique des mains.
- Demander à la personne si elle désire aller aux toilettes avant le soin.
- Contrôler que les freins du lit sont bloqués et que le lit est à la hauteur de la hanche du soignant.
- Installer confortablement le malade.
- Positionner le sac-poubelle à portée de main du soignant.
- Mettre la protection sous le membre où s'effectue le soin.
- Poser le plateau de soins sur l'adaptable, préalablement nettoyé et désinfecté.
- Ouvrir les sachets de compresses et la Chlorhexidine®.
- Mettre l'antiseptique sur les compresses.
- Ouvrir le sachet du pansement adhésif.
- Effectuer une friction hydroalcoolique des mains.
- Mettre une paire de gants à usage unique non stériles.
- Décoller avec précaution le pansement sale, puis le jeter dans le sac-poubelle (sans toucher les parties souillées).
- Prendre une compresse imbibée d'antiseptique et procéder à la désinfection autour de la plaie. Jeter la compresse dans le sac-poubelle.

- Prendre une nouvelle compresse imbibée d'antiseptique et désinfecter la plaie cicatrisée.
- Jeter la compresse dans le sac-poubelle.
- Attendre quelques secondes que le produit antiseptique sèche (ou sécher avec une compresse) et poser le pansement adhésif sur la cicatrice, en appliquant bien la partie adhésive sur la peau.
- Enlever la protection et la jeter avec le matériel de soin restant dans le sac-poubelle.
- Mettre le plateau de soins sur le guéridon de soins.
- Nettoyer et désinfecter l'adaptable avec la lingette de ménage et le produit nettoyant-désinfectant (type Surfanios®). Jeter la lingette dans le sac-poubelle.
- Enlever et jeter le tablier et les gants de protection dans le sac-poubelle. Fermer le sac et mettre un sac-poubelle propre.
- Effectuer une friction hydroalcoolique des mains.
- Réinstaller le malade confortablement.
- Mettre ses affaires personnelles et la sonnette d'appel à portée de main.
- Éteindre le témoin de présence de la chambre.
- Vérifier que le malade n'a besoin de rien.
- Évacuer les déchets dans la filière DMA (déchets ménagers et assimilés).
- Nettoyer et ranger le matériel de soin.
- Réaliser une hygiène des mains au savon doux.
- Effectuer les transmissions oralement à l'infirmier et par écrit dans le dossier de soins.

Transmission du soin

- Noter la date et l'heure de la réalisation du pansement.
- Signaler le type de matériel utilisé pour le soin (Tegaderm®).
- Décrire l'état cutané et l'état du pansement avant le soin : pansement souillé, décollé, peau saine ou inflammée...
- Noter les propos significatifs du malade : douleurs, inconforts.

Apports visuels

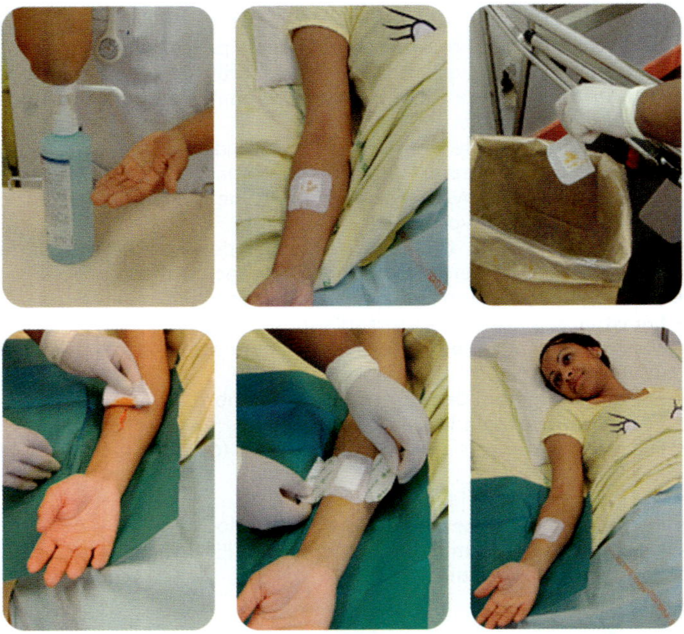

Source : 120 fiches pratiques aide-soignant. P. Delpierre, A. Ramé, 2022.

La contention élastique

Définition

Les contentions élastiques (bas, mi-bas) sont des dispositifs médicaux qui permettent d'augmenter la vitesse du flux sanguin, et donc de la pression veineuse, au niveau des membres inférieurs. Ils sont composés d'une matière très élastique et ils exercent une pression dégressive du pied vers la cuisse : ils exercent une pression plus forte au niveau des chevilles et et la pression diminue en arrivant à mi-cuisses, afin de favoriser le retour veineux.

Il existe plusieurs sortes de contention élastique.

- Les chaussettes de contention.
- Les mi-bas de contention.
- Les bas de contention.
- Les bandes de contention (la pose de ces dernières n'est pas de la compétence des aides-soignants, car elles relèvent d'une prescription médicale).

Certaines indications nécessitent la pose d'une contention élastique.

- Prévention des thrombophlébites.
- Insuffisance veineuse légère ou chronique.
- Troubles fonctionnels (lourdeur des jambes).
- Varices primitives ou varices de la grossesse (c'est pour cette raison qu'on les appelle également « bas à varices »).
- Ulcères de jambes.
- Long trajet en avion (pour prévenir les thromboses).

Focus

Les contentions élastiques s'achètent en pharmacie et elles doivent être adaptées à la taille des jambes de la personne.

- Pointure.
- Tour de cheville.
- Tour de mollet.
- Hauteur sol-limite supérieure, pour définir la bonne taille du bas.

Selon la pression qu'elles exercent au niveau de la cheville, les contentions élastiques sont réparties en quatre classes.

- Entre 10 et 15 mmHg : classe I.
- Entre 15,1 et 20 mmHg : classe II.
- Entre 20,1 et 36 mmHg : classe III.
- Supérieure à 36 mmHg : classe IV.

Fiches de soins AS

Focus

Pour les malades porteurs de contentions élastiques et qui ont besoin d'une aide partielle pour la toilette au lavabo, il est souhaitable de réaliser la toilette des jambes au lit avant de mettre les bas de contention et de les lever (le malade ne doit pas se lever sans avoir ses bas de contention). C'est cette technique qui est proposée dans cette fiche de soins.

Préparation du matériel

- Un guéridon de soins nettoyé et désinfecté.
- Une cuvette propre avec de l'eau à la température choisie par le malade.
- Un gant et une serviette de toilette (privilégier les affaires de toilette du malade).
- Un savon doux.
- Des essuie-mains (de type Sopalin).
- Une protection (carré bleu) pour mettre sous les jambes du malade.
- Une paire de bas de contention propre, adaptée à la morphologie des jambes du malade.
- Une solution hydroalcoolique.
- Un corps gras pour la prévention des escarres talonnières (type Sanyrène®).
- Un tablier de protection (soins mouillants).
- Deux paires de gants à usage unique non stériles.
- Du linge propre pour la réfection du lit.
- Une lingette de ménage et un produit nettoyant-désinfectant (type Surfanios®).
- Un sac-poubelle propre.

Déroulement du soin

- Frapper à la porte de la chambre et entrer à l'invitation du malade.
- Allumer le témoin de présence de la chambre.
- Mettre le tablier de protection.
- Effectuer une friction hydroalcoolique des mains.
- Contrôler que les freins du lit sont bloqués et que le lit est à la hauteur de la hanche du soignant.
- Installer confortablement le malade en position demi-assise.
- Débarrasser l'adaptable des affaires qui s'y trouvent.
- Positionner le sac-poubelle à portée de main du soignant.
- Effectuer une friction hydroalcoolique des mains.
- Mettre les gants de protection non stériles.
- Nettoyer et désinfecter l'adaptable avec la lingette de ménage et le produit nettoyant-désinfectant. Réserver la lingette.

- Ôter et jeter les gants de protection dans le sac-poubelle. Faire une FHA.
- Remplir la cuvette dans le cabinet de toilette avec de l'eau chaude. Faire tester la température de l'eau par le malade. Lui donner un essuie-mains, le jeter dans le sac-poubelle.
- Poser la cuvette sur l'adaptable, ainsi que le matériel pour faire la toilette des jambes.
- Ôter et plier la couverture et la plier sur une chaise propre. Déborder le drap de dessus jusqu'à mi-cuisses.
- Mettre une protection sous les jambes du malade.
- Procéder à la toilette des jambes en commençant par la jambe la plus éloignée du soignant : savonner, rincer, sécher minutieusement les pieds et les espaces entre les orteils.
- Effectuer un effleurage avec un corps gras au niveau des talons et des malléoles.
- Prendre un bas de contention, vérifier qu'il est à l'endroit.
- Retourner le talon du bas de contention de l'intérieur et retourner le bas.
- Ajuster le bas de contention sur le pied du malade.
- Une fois que la cheville est passée, remonter le bas de contention le long de la jambe jusqu'à mi-cuisses. Ôter les plis au fur et à mesure.
- Vérifier la bonne position du talon. Dégager l'extrémité des orteils.
- Procéder de la même manière avec l'autre jambe.
- Vider la cuvette dans le lavabo ou les toilettes. Poser la cuvette sur le guéridon de soins.
- Aider le malade à s'asseoir au bord du lit.
- Baisser le lit en position basse.
- Aider le malade à mettre ses chaussettes et ses chaussons.
- L'accompagner, si besoin, au lavabo pour qu'il termine sa toilette.
- Pendant que le malade fait sa toilette, faire une friction hydroalcoolique des mains et mettre des gants de protection.
- Récupérer la lingette de ménage, l'imbiber de produit nettoyant-désinfectant et nettoyer l'adaptable. Jeter la lingette de ménage et les gants de protection dans le sac-poubelle.
- Effectuer la réfection du lit avec des draps propres.
- Remettre les affaires personnelles du malade sur l'adaptable.
- Enlever et jeter le tablier de protection dans le sac-poubelle. Fermer le sac et mettre un sac-poubelle propre.
- Effectuer une friction hydroalcoolique des mains.
- Si besoin, aider le malade à finir sa toilette.
- Quand ce dernier est bien installé au fauteuil, mettre l'adaptable et la sonnette d'appel à portée de main.
- Vérifier que le malade n'a besoin de rien.
- Éteindre le témoin de présence de la chambre.
- Évacuer les déchets dans la filière DMA (déchets ménagers et assimilés).

- Nettoyer et ranger le matériel de soin.
- Réaliser une hygiène des mains au savon doux.
- Effectuer les transmissions oralement à l'infirmier et par écrit dans le dossier de soins.

Transmission du soin

- Signaler le soin effectué : toilette des jambes au lit et pose des bas de contention.
- Signaler l'état des téguments et des mollets, ainsi que la prévention d'escarre effectuée.
- Noter les propos significatifs du malade : douleurs, inconforts.
- Signaler les difficultés éventuelles lors de la pose des bas de contention.

Prévention des risques

Quelle que soit la compression exercée par le bas sur la jambe, il faut régulièrement contrôler la couleur et la sensibilité des orteils afin de prévenir une compression vasculo-nerveuse.

Apports visuels

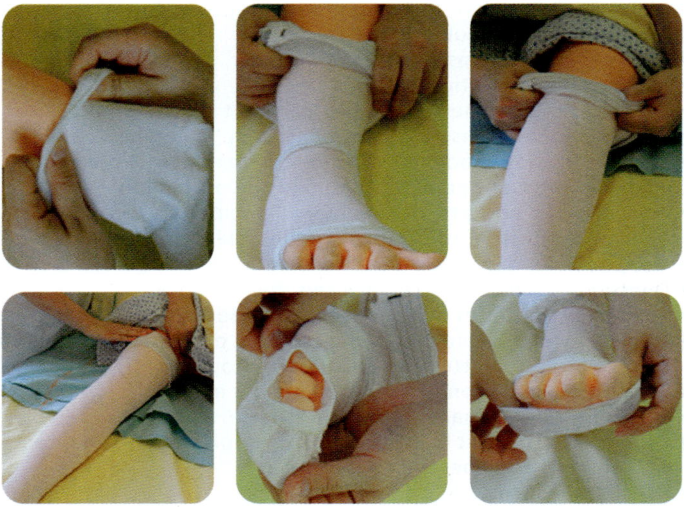

Source : 120 fiches pratiques aide-soignant. P. Delpierre, A. Ramé, 2022.

Le renouvellement d'une vessie de glace

Définition

La vessie de glace est un dispositif médical composé d'un sac, en caoutchouc ou en tissu double épaisseur, que l'on remplit de glaçons (ou d'eau chaude) et qui est fermé par un bouchon étanche et une jupe rabattable.
La vessie de glace est employée pour le traitement des contusions et des traumatismes sans plaie : hématomes douloureux, entorses, ecchymoses, tendinites, luxations, arthrose... On l'emploie également pour faire baisser la température corporelle (hyperthermie) en l'appliquant au niveau des gros troncs vasculaires (artère fémorale par exemple) et pour les migraines. Elle a globalement un effet vasoconstricteur, analgésique et anti-inflammatoire. Elle est appliquée directement sur la partie du corps à traiter, en l'entourant d'un linge pour éviter les gelures.
En milieu hospitalier, la pose de la vessie de glace relève d'une prescription médicale et la première application est de la compétence de l'infirmier. L'aide-soignant participe au soin par la surveillance de la poche et du malade et il assure ensuite le renouvellement du dispositif.

Focus

Il existe des dispositifs alternatifs à la vessie de glace qui sont souvent employés par les secouristes ou par les soignants, et qui sont réutilisables.
- Des poches de gel cryogène (coussins thermiques, Cryogel).
- Des poches de froid instantané (Cold Pack).
- Des bombes de spray cryogène.

Préparation du matériel

- Une vessie de glace propre (en caoutchouc ou en tissu) ou une poche de gel prêt à l'emploi.
- Des glaçons (sans aspérité pour éviter de perforer la poche de la vessie).
- Une alèse de protection en coton (pour éviter les gelures au niveau cutané).

- Une solution hydroalcoolique.
- Du savon doux pour le nettoyage des vessies de glace.
- Une lingette de ménage et un produit nettoyant-désinfectant (type Surfanios®) pour le nettoyage des poches de gel.
- Une bande Velpeau ou un filet tubulaire élastique (pour maintenir la vessie ou la poche en place sur un membre).
- Une paire de gants non stériles à usage unique.
- Un tablier de protection.

Déroulement du soin

Avant de débuter le soin, le patient est informé de l'objectif du soin.

Pose d'une vessie de glace sur l'articulation du genou

Dans le poste de soin et sur une surface propre, l'aide-soignant effectue le soin sur plusieurs étapes.

- Mettre le tablier de protection.
- Effectuer une friction hydroalcoolique des mains.
- Prendre une vessie de glace propre (en cas de doute, procéder au nettoyage et désinfection avec des gants de protection, une lingette et du Surfanios®, puis laisser sécher le produit). Vérifier l'intégrité du dispositif (poche et bouchon).
- Déposer les glaçons dans la vessie jusqu'aux deux tiers de sa capacité.
- Chasser l'air contenu dans la vessie et refermer le bouchon de sa jupe.
- Envelopper la vessie dans une alèse en coton.
- Prévenir l'infirmier que le soin peut débuter (première pose) et l'accompagner pour visualiser l'endroit où la vessie sera positionnée (afin de la repositionner à l'identique lors des renouvellements).
- Installer le malade en position confortable.
- Fixer le dispositif au niveau du genou à l'aide d'une bande Velpeau ou avec un filet tubulaire élastique.
- Positionner la sonnette d'appel à portée de main du malade.

Le dispositif ne doit pas rester en place plus de 20 minutes (le temps nécessaire aux glaçons pour fondre) et il sera renouvelé plusieurs fois dans la journée, jusqu'à l'atteinte de l'objectif du soin : diminution de la douleur.

Pose d'une poche de gel dans le pli inguinal pour hyperthermie

- Mettre le tablier de protection.
- Effectuer une friction hydroalcoolique des mains.

- Aller chercher une poche de gel dans le congélateur.
- Mettre la poche de gel dans une alèse en coton.
- Prévenir l'infirmier que le soin peut débuter (première pose) et l'accompagner pour visualiser l'endroit où la vessie sera positionnée (afin de la repositionner à l'identique lors des renouvellements).
- Installer le malade en position confortable.
- Poser le dispositif au niveau du pli inguinal et le maintenir avec une bande Velpeau.
- Positionner la sonnette d'appel à portée de main du malade.

Le dispositif ne doit pas rester en place plus de 20 minutes (le temps nécessaire aux glaçons pour fondre) et il sera renouvelé plusieurs fois dans la journée, jusqu'à l'atteinte de l'objectif du soin : normothermie.

Transmission du soin

- Signaler le soin effectué : pose d'une vessie de glace ou d'une poche de gel.
- Noter l'endroit du corps où le dispositif a été posé et la durée de la pose.
- Signaler l'état des téguments avant et après la pose.
- Noter l'atteinte ou non des objectifs : diminution de la douleur ou baisse de la température corporelle.
- Noter les propos significatifs du malade : douleurs, inconforts.

Focus

À la fin du soin, la vessie de glace est nettoyée avec de l'eau savonneuse, à une température comprise entre 20 et 25 °C. Elle est ensuite rincée et retournée afin de pouvoir la sécher à l'air libre. Elle est ensuite rangée dans un endroit propre et sec.

Les poches de gel sont nettoyées après utilisation avec un produit nettoyant-désinfectant et remis ensuite dans le congélateur, jusqu'à leur prochaine utilisation.

Prévention des risques

Il existe des complications liées à ce dispositif.

- L'hypothermie trop rapide des malades.
- Les gelures cutanées liées au froid.
- Une perte transitoire de sensibilité cutanée liée au froid.
- Une inefficacité de la technique de soin : poche posée au mauvais endroit, patient agité ou peu coopérant.

Toutes ces complications peuvent être évitées par une gestion rigoureuse du soin et une surveillance continue des malades.

Apports visuels

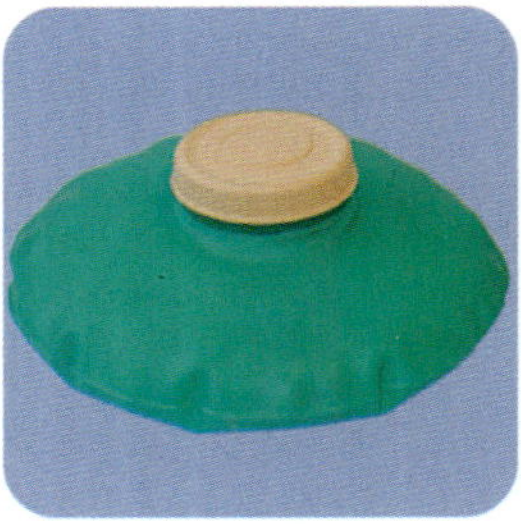

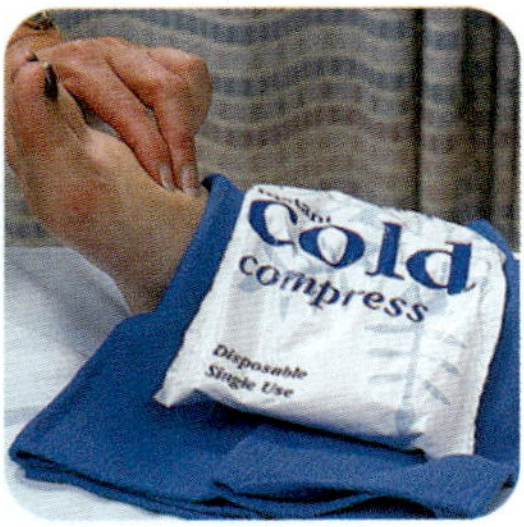

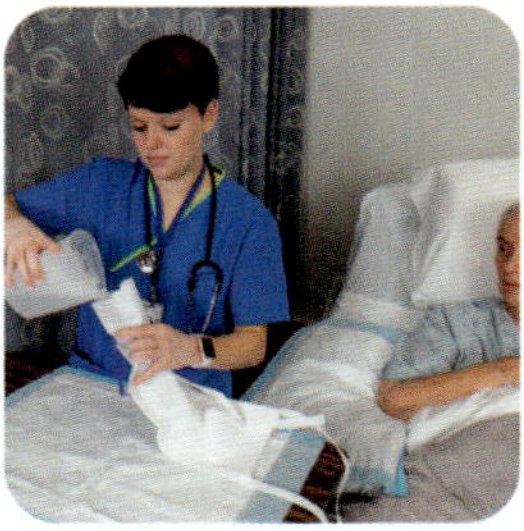

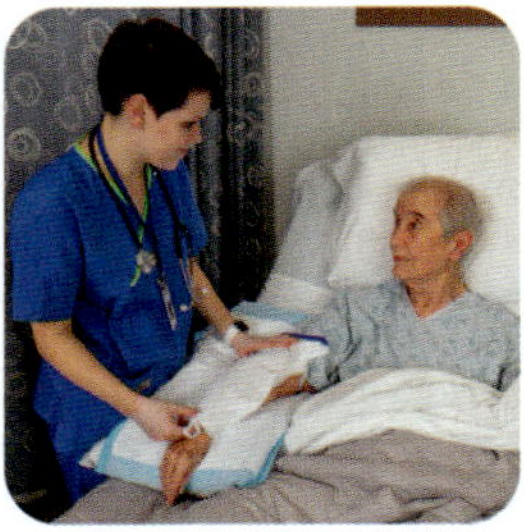

Source première figure : 120 fiches pratiques aide-soignant. P. Delpierre, A. Ramé, 2022.
Source deuxième figure : Commercial Ice pack, Clinical Nursing Skills & Techniques, Ninth Edition, 2018, 978-0-323-40069-5.
Source troisième et quatrième figure : Concept-Based Clinical Nursing Skills: Fundamental to Advanced Competencies , Second Edition, 978-0-323-82740-9.

Aspiration d'une trachéotomie non inflammatoire

Définition

La trachéotomie est une incision chirurgicale pratiquée dans la trachée (larynx), au niveau de la face antérieure du cou, pour faciliter la respiration. On y insère une canule (canule de trachéotomie) et l'ouverture ainsi pratiquée s'appelle une trachéostomie.
La respiration se fait alors par cet orifice et non plus par le nez ou la bouche. *La trachéotomie peut être faite de manière temporaire ou définitive selon ses indications.*

- Obstruction des voies aériennes supérieures lorsque l'intubation trachéale est impossible ou contre-indiquée.
- Protection des voies aériennes en cas de risque de troubles graves de la déglutition (fausses routes).
- Obstacle laryngé (tumeur, œdème).
- Traumatisme facial.
- Pose temporaire afin de sevrer d'une assistance respiratoire et de permettre une ventilation mécanique prolongée.
- Trachéotomie provisoire pour préparer une intervention chirurgicale au niveau du nez, du pharynx ou du larynx.

L'aspiration endotrachéale consiste à introduire une sonde d'aspiration dans l'orifice de la trachéotomie afin d'aspirer les sécrétions de la muqueuse respiratoire, et de faciliter la respiration du malade trachéotomisé.

Focus

Comme cela est défini dans le Code de la santé publique, l'infirmier peut réaliser, dans le cadre de son rôle propre : « l'aspiration de sécrétion d'un patient qu'il soit ou non intubé ou trachéotomisé ».
Dans le cadre de son rôle prescrit l'infirmier peut effectuer : « les soins et surveillance d'un patient intubé et trachéotomisé, le premier changement de canule étant effectué par un médecin ».
L'aspiration trachéale est un soin qui peut être confié à un aide-soignant par l'infirmier, mais dans la mesure où la trachéotomie est cicatrisée et non inflammatoire (arrêté du 10 juin 2021).

Préalable au soin

- Prévenir le malade du soin qui va lui être fait.
- Nettoyer et désinfecter l'environnement proche du malade et notamment l'adaptable qui va être utilisé pendant le soin.
- Vérifier le bon fonctionnement de l'aspiration murale et s'assurer de la présence d'un saturomètre dans la chambre (le résultat de la saturation sera noté au début et à la fin du soin).

Préparation du matériel

- Un guéridon de soins nettoyé et désinfecté.
- Deux protections (carré bleu) : une pour mettre sur l'adaptable, une pour mettre sous l'orifice de trachéotomie et ainsi protéger le thorax du malade.
- Deux sondes d'aspiration souples stériles : une pour l'aspiration buccale et l'autre pour l'aspiration trachéale.
- Une bouteille d'eau stérile avec un bouchon stérile (Clean vac ou Polyvac) pour fermer le flacon de rinçage.
- Un dispositif « stop-vide » à usage unique.
- Un tablier de protection.
- Deux paires de gants de protection non stériles.
- Une paire de lunettes de protection (pour empêcher les projections dans la muqueuse oculaire).
- Un sachet de compresses stériles.
- Éventuellement, kit de soins de bouche et un antiseptique buccal.
- Une solution hydroalcoolique.
- Un sac-poubelle de la filière DASRI propre.
- Une chiffonnette de ménage et un produit nettoyant-désinfectant (de type Surfanios®).

Déroulement du soin

- Allumer le témoin de présence de la chambre.
- Enfiler le tablier de protection.
- Effectuer une friction hydroalcoolique des mains.
- Vérifier que les freins du lit sont bloqués.
- Positionner le lit au niveau de la hanche du soignant.
- Positionner le capteur du saturomètre au niveau d'un des doigts du malade. Noter le premier résultat.
- Installer le patient confortablement en position demi-assise.
- Mettre un carré bleu de protection sur l'adaptable, préalablement nettoyé et désinfecté.
- Mettre le second carré bleu sur le thorax du malade et sous la sonde de trachéotomie
- Mettre le sac-poubelle à portée de main du soignant.
- Mettre le flacon d'eau stérile muni du « Clean vac » sur la protection.

- Ouvrir les deux sondes d'aspiration en les laissant au-dessus de leur emballage.
- Connecter le dispositif « stop-vide » à l'une des sondes d'aspiration et l'autre extrémité au tuyau du système d'aspiration.
- Ouvrir un sachet de compresses stériles et les poser sur la protection.
- Effectuer une friction hydroalcoolique des mains.
- Enfiler la paire de lunettes de protection.
- Mettre une paire de gants de protection non stériles.
- À l'aide d'une compresse, prendre la première sonde d'aspiration et aspirer les mucosités se trouvant dans la cavité buccale. Rincer la sonde avec l'eau distillée.
- Recommencer l'aspiration jusqu'à ce que la cavité buccale soit propre. Effectuer un soin de bouche (kit de soins de bouche et antiseptique buccal [type Hextril® ou Eludril®]).
- Jeter la sonde, la compresse et le kit de soins de bouche dans le sac-poubelle.
- Connecter le « stop-vide » sur la seconde sonde d'aspiration.
- À l'aide d'une seconde compresse, prendre la sonde d'aspiration.
- Introduire la sonde d'aspiration dans l'orifice de la trachéotomie jusqu'aux deux tiers, sans aspirer, et remonter la sonde doucement, sans va-et-vient, en aspirant. Rincer la sonde avec l'eau distillée.
- Recommencer l'opération si nécessaire, en rinçant la sonde avant chaque aspiration.
- Rincer une dernière fois la sonde. Jeter la sonde et la compresse dans le sac-poubelle.
- Poser le flacon d'aspiration sur le guéridon de soins.
- Jeter les emballages de sonde, la protection et les gants de protection dans le sac-poubelle.
- Effectuer une friction alcoolique des mains.
- Contrôler la saturation et noter le résultat. Réinstaller le malade confortablement.
- Mettre une paire de gants de protection non stériles et à l'aide de la lingette et du produit nettoyant-désinfectant nettoyer l'adaptable.
- Retirer et jeter les gants et le tablier de protection dans le sac-poubelle. Fermer le sac et mettre un sac-poubelle propre.
- Effectuer une friction alcoolique des mains.
- Mettre les affaires personnelles et la sonnette d'appel à portée de main du malade.
- Vérifier que le malade respire correctement et qu'il n'a besoin de rien. Laisser le saturomètre en place. Noter la saturation.
- Éteindre le témoin de présence de la chambre.
- Évacuer les déchets dans la filière DASRI.
- Nettoyer et ranger le matériel de soin.
- Effectuer un lavage au savon doux.
- Transmettre le soin oralement à l'infirmier et par écrit dans le dossier de soins.

Transmission du soin

- Signaler le soin effectué : aspiration buccale et aspiration de la trachéotomie.
- Noter les chiffres de la saturation, avant et après le soin.
- Signaler l'état des téguments après le soin (absence de cyanose des extrémités).
- Signaler l'aspect de l'orifice de trachéotomie.
- Noter l'aspect des sécrétions bronchiques et si elles étaient abondantes ou pas.
- Signaler le comportement du malade : toux, agitation, douleurs.

Prévention des risques

L'aspiration endotrachéale peut entraîner des complications.

- Saignement lors de l'aspiration (par traumatisme de la muqueuse). Prendre des précautions supplémentaires pour les patients sous anticoagulants.
- Agitation du malade durant le soin.
- Désaturation importante nécessitant l'arrêt du soin.
- Risques infectieux (non-respect des règles d'hygiène durant le soin).
- Pneumopathie nosocomiale.

Apports visuels

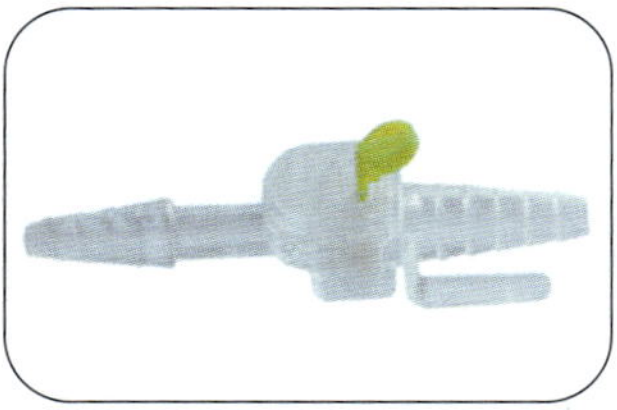

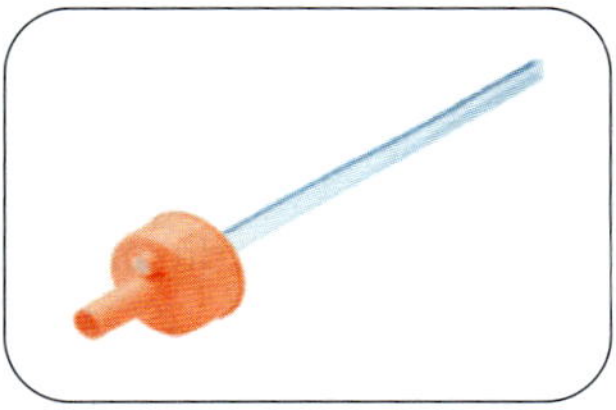

Source première image : https://france.gcegroup.com/products/manettes-stop-vide-mediplus-avec-crochet.
Source deuxième image : www.aseptinmed.fr/produit/polyvac/.

Le calcul de l'indice de masse corporelle

Définition

Inventé au XIXe siècle par Alphonse Quételet, physicien belge, l'indice de masse corporelle (IMC) a d'abord été utilisé dans l'armée pour catégoriser les recrues selon leur corpulence. Ce n'est qu'au début du XXe siècle, lorsque l'obésité a été reconnue comme une maladie générant des complications, que les chercheurs et les médecins ont commencé à s'y intéresser.
L'IMC est une mesure qui permet d'évaluer la corpulence d'une personne en tenant compte de sa taille et de son poids afin de classifier la maigreur, le surpoids et l'obésité chez un adulte.

Méthode de calcul

Pour calculer l'IMC, il faut diviser le poids de la personne par sa taille au carré (mètre carré).
Exemple : pour une personne pesant 60 kg et mesurant 1,70 m, l'IMC est égal à :
$60/(1,70 \times 1,70) = 20,76$.
Le « calcul de tête » de l'IMC n'étant pas facile, il est conseillé d'utiliser une calculette. En l'absence de cette dernière, il existe des applications sur smartphone et sur ordinateur qui permettent de calculer immédiatement l'IMC et d'en donner une explication par rapport à la norme.

Focus

Interprétation des résultats

Les résultats de l'IMC compris entre 18,5 et 24,9 indiquent une corpulence normale.
- Si l'IMC est inférieur à 18,5, la personne est maigre voire dénutrie.
- Si l'IMC se situe entre 25 et 29,9, la personne est en surpoids.
- Si l'IMC se situe entre 30 et 39,9, la personne est obèse.
- Si l'IMC est supérieur à 40, la personne présente une obésité morbide.

Le but de l'indice de masse corporelle

Le calcul de l'IMC permet d'adapter l'alimentation des personnes en fonction des résultats obtenus.

Une personne trop maigre (IMC < 18,5) bénéficiera d'une alimentation hypercalorique et hyperprotéinée, et de compléments alimentaires, afin de revenir à un poids « normal » (IMC compris entre 18,5 et 24,9). Dans les cas les plus graves, les personnes peuvent être perfusées ou mises sous sonde nasogastrique et alimentées de manière parentérale ou entérale.
Une personne en surcharge pondérale (IMC > 30) bénéficiera d'une alimentation hypolipidique et hypocalorique afin de retrouver un poids plus adapté.
Le calcul de l'IMC ne tient pas compte de la masse grasse et de la masse maigre d'un individu. Pour exemple, un rugbyman musclé peut avoir un IMC > 30 et très peu de masse grasse.
L'obésité correspond à un excès de masse grasse et à une modification du tissu adipeux, entraînant des inconvénients pour la santé et pouvant réduire l'espérance de vie.

Prévention des risques

Les complications dues aux modifications de l'indice de masse corporelle

Les personnes en surpoids

Un IMC supérieur à 39 est un facteur de risque élevé de développer des maladies telles que les troubles cardiovasculaires (cardiopathies et accidents vasculaires cérébraux), le diabète, les calculs biliaires, les troubles musculosquelettiques (en particulier l'arthrose), des maladies du foie (stéatohépatite non alcoolique) et des maladies rénales chroniques. Certains types de cancers sont majorés par le surpoids (cancers de l'endomètre, du sein, du rein, de l'œsophage et du côlon).
L'obésité a des effets sur la production d'hormones sexuelles. Chez la femme, les perturbations du cycle sont fréquentes. Les hommes peuvent présenter un hypogonadisme (sécrétion de testostérone insuffisante par les testicules).
L'obésité a des conséquences graves avec l'apparition d'insulinorésistance et de diabète de type 1 ou 2, ou de syndromes métaboliques tels que l'excès de cholestérol. Elle est aussi responsable d'insuffisance cardiaque, de coronaropathie et de l'hypertension artérielle.
À l'hôpital, l'obésité va modifier la prise en soin des patients. En effet, le patient en surpoids aura plus de difficulté à réaliser les exercices de kinésithérapie ou de rééducation.
Il sera plus fatigué lors des périodes postopératoires et pourra présenter des problèmes respiratoires générés par le surpoids (asthme, essoufflements). Le sommeil peut être perturbé (apnée du sommeil, literie mal adaptée à l'obésité morbide).

Les personnes en surpoids présentent souvent une sudation plus importante que la moyenne. Il faut donc les surveiller lors des épisodes de fortes chaleurs et contrôler leur température corporelle régulièrement pour ne pas passer à côté d'une hyperthermie ou d'une infection.
Le risque de décès augmente de 20 à 40 % chez les personnes en surpoids et le risque est encore supérieur pour les personnes obèses.

Les personnes maigres

Pour les personnes dont l'IMC est nettement inférieur à 18,5, il faut également prévenir les complications pouvant survenir durant la période d'hospitalisation.
Les personnes maigres ont souvent une température corporelle plus basse que la moyenne et se plaignent d'avoir froid. Il faut en tenir compte dans la période postopératoire immédiate, car la vasoconstriction générée par l'intervention et les produits anesthésiques sera majorée chez les personnes maigres. Il faut donc surveiller la température corporelle régulièrement et prévoir une couverture chauffante lors de la période de réveil.
Les personnes maigres ont peu de tissus adipeux, leurs os sont saillants, ce sont donc des candidats aux altérations des téguments (risque d'escarres) lors des alitements prolongés.
Les personnes maigres peuvent également présenter des retards de cicatrisation après une intervention chirurgicale ou un traumatisme. Chez ces personnes, la fonte musculaire postopératoire peut avoir des conséquences graves : chutes, troubles de la mobilité.
Le risque de fracture est accru en cas de chute.
C'est en partie pour éviter ces risques que ces personnes bénéficient d'une alimentation riche en protéines (hyperprotéinée) et d'une alimentation hypercalorique.
Les personnes maigres présentent souvent des problèmes de constipation majorés par l'alitement et la prise de médicaments morphiniques ou morphinomimétiques.

Apports visuels

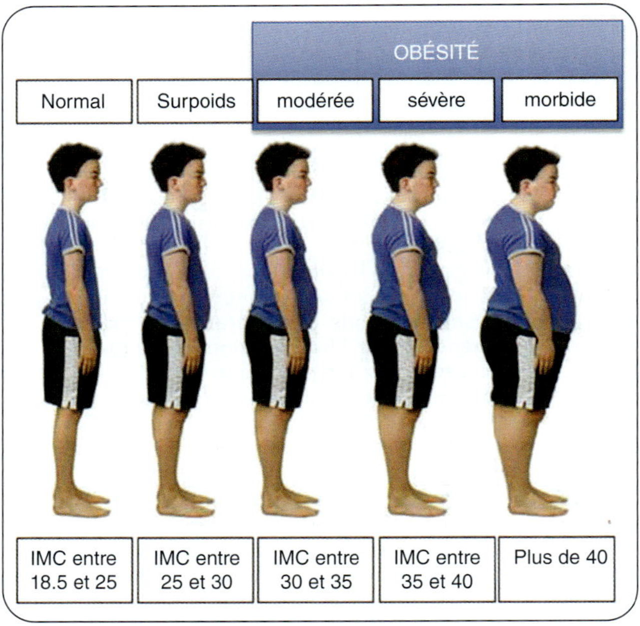

Source : David Colmont. La chirurgie bariatrique nécessite un suivi à vie des patients. Oxy. 2016;29(149).

Les soins post mortem

Définition

Les soins post mortem (qui suivent la mort) sont les derniers soins que les aides-soignants vont réaliser afin de montrer, à la personne et à leur famille, leur empathie et leur compassion.
L'objectif de ces soins est de rendre la dignité à la personne afin qu'elle soit plus présentable pour la famille et pour les proches qui viendront lui présenter leurs derniers hommages. Ils réclament autant de rigueur et de professionnalisme que les soins ante mortem (avant la mort). C'est aussi une façon de montrer son respect une dernière fois au malade en effectuant des soins adaptés.

Focus

Les équipes soignantes sont confrontées au décès de manière plus ou moins brutale selon qu'il s'agisse d'une maladie aiguë ou d'une maladie chronique ayant nécessité des soins palliatifs. Dans tous les cas, le décès d'une personne hospitalisée est un moment difficile et éprouvant pour tous.
Dans tous les gestes qu'ils vont accomplir lors de la toilette mortuaire, les soignants doivent être empathiques et respectueux du malade et de sa famille. Ils doivent avoir du tact, du sang-froid et toujours rester professionnels.
L'attention portée à la propreté du corps du défunt et à la dignité de sa tenue vise à rendre plus supportable l'image, souvent saisissante, de la personne qui vient de mourir pour ses proches.

Préalable au soin

Avant de réaliser les soins, l'aide-soignante s'informe auprès de l'équipe et des familles des actions qu'ils vont entreprendre en fonction de la religion de la personne. En cas de doute sur les actions à accomplir, il faut prendre contact avec un ministre du culte de cette religion (prêtre, pasteur, rabbin, imam).
Il est souhaitable que les soins post mortem s'effectuent en binôme infirmier et aide-soignant.

Préparation du matériel

- Un chariot de soins nettoyé et désinfecté.
- Le matériel nécessaire pour une toilette complète : cuvette propre, gants et serviettes de toilette jetables, savon doux liquide, rasoir (si besoin), peigne, eau de toilette.
- Une brosse à dents et un antiseptique (si la personne porte des prothèses) ou un kit de soins de bouche.
- Des gants à usage unique non stériles.
- Deux tabliers de protection (un pour l'infirmier, l'autre pour l'aide-soignant).
- Une solution hydroalcoolique.
- Une chemise institutionnelle propre.
- Un drap de dessous et un drap mortuaire de dessus.
- Des pansements propres.
- Des compresses non stériles.
- Du sparadrap hypoallergénique.
- Une paire de ciseaux propre.
- Une protection anatomique propre (si la personne était incontinente).
- Un container DASRI pour le matériel souillé OCPT (objets coupants, piquants, tranchants).
- Un sac-poubelle DASRI.
- Un sac-poubelle DMA (déchets ménagers et assimilés).
- Un sac plastique pour regrouper les affaires personnelles du malade.
- Deux lingettes de ménage et un produit nettoyant-désinfectant.
- Une fiche d'identification (qui sera posée sur le corps lors du départ pour la chambre funéraire).
- Un bracelet d'identification (qui sera posé au poignet du défunt).

Déroulement du soin

Toilette d'un adulte athée réalisée par un infirmier et par un aide-soignant.

- Allumer le témoin de présence de la chambre.
- Aérer la chambre.
- Mettre le tablier de protection.
- Effectuer une friction hydroalcoolique des mains.
- Mettre des gants à usage unique.
- Contrôler que les freins du lit sont bloqués et que le lit est à la hauteur de la hanche du soignant le plus petit.

Tout le matériel médical dont la personne est porteuse doit être retiré : perfusions, sondes, drains. Les aiguilles souillées seront mises dans le container DASRI OCPT. Le reste du matériel est mis dans le sac-poubelle DASRI. Fermer le sac.

- Mettre des compresses et du sparadrap sur les plaies (des pansements propres seront refaits par l'infirmier après la toilette).
- Les bijoux sont retirés et placés dans une enveloppe identifiée au nom du défunt et ils seront portés à l'inventaire avec le reste des objets de valeur (il faut toujours être deux soignants pour mettre des objets de valeur à l'inventaire).
- Si les paupières sont ouvertes, il faudra les fermer avec des compresses imbibées d'eau froide.
- Remplir la cuvette dans le cabinet de toilette avec de l'eau chaude et la poser sur l'adaptable.
- Procéder à la toilette complète du corps comme d'habitude avec le savon doux, les gants et les serviettes jetables. Rincer et bien sécher au niveau des aisselles, sous la poitrine et au niveau des plis inguinaux.
- Si la personne était incontinente, jeter la protection anatomique sale dans le sac-poubelle DMA, faire une toilette intime et fessière et remettre une protection propre.
- Les prothèses dentaires seront ôtées et nettoyées à l'aide de la brosse à dents et de l'antiseptique et dans la mesure du possible elles seront remises en place (sauf si cela déforme le visage de la personne. Dans ce cas, les prothèses seront ajoutées à l'inventaire).
- Effectuer un nettoyage de la cavité buccale avec le kit de soins de bouche.
- Les hommes seront rasés, sauf désirs contraires de la famille. Coiffer la personne.
- Parfumer le corps du défunt avec l'eau de toilette.
- L'infirmier refait les pansements avec du matériel propre.
- Le corps est ensuite habillé avec une chemise de l'institution propre.
- Les bras seront positionnés le long du corps, les jambes seront serrées l'une contre l'autre.
- Le linge de lit sale est mis dans le sac de linge.
- Le matelas est nettoyé avec la lingette de ménage et le produit nettoyant-désinfectant.
- Le lit est refait avec un drap de dessous propre et avec un drap mortuaire sur le corps du défunt (ne pas recouvrir la tête).
- Une fiche d'identification est posée sur le thorax (sous le drap mortuaire).
- Pour éviter que la mâchoire ne tombe vers le bas, on peut rouler une alèse sous le menton de la personne (surtout ne jamais mettre de bande Velpeau autour de la tête, car cela laisse ensuite des marques cutanées définitives).
- Mettre un bracelet d'identification au niveau du poignet.
- L'environnement est ensuite rangé, nettoyé et désinfecté.
- Toutes les affaires personnelles du malade sont regroupées dans un sac plastique et elles feront ensuite partie de l'inventaire.

- Ôter et jeter les gants et le tablier de protection dans le sac DMA. Fermer le sac.
- Effectuer une friction hydroalcoolique des mains.
- Fermer la fenêtre de la chambre.
- Éteindre le témoin de présence de la chambre.
- Évacuer les sacs-poubelles et le linge sale en respectant les circuits.
- Nettoyer et ranger le matériel de soin.
- Réaliser un lavage des mains au savon doux.
- Faire l'inventaire des affaires du malade avec l'infirmier.

Focus

Une fois que la toilette mortuaire est terminée, la famille, si elle désire, peut aller voir le défunt. L'aide-soignant accompagne les personnes dans la chambre et les laisse se recueillir.
Il prévient les proches qu'il se tient à leur disposition pour répondre à leurs questions éventuelles.
Quand la famille sera partie, la tête du malade est recouverte par le drap mortuaire et les brancardiers emportent le défunt à la morgue de l'hôpital.
Les affaires de valeur seront remises, à un représentant de la famille proche (prévoir une pièce d'identité), le lendemain avec l'acte de décès.

Apports visuels

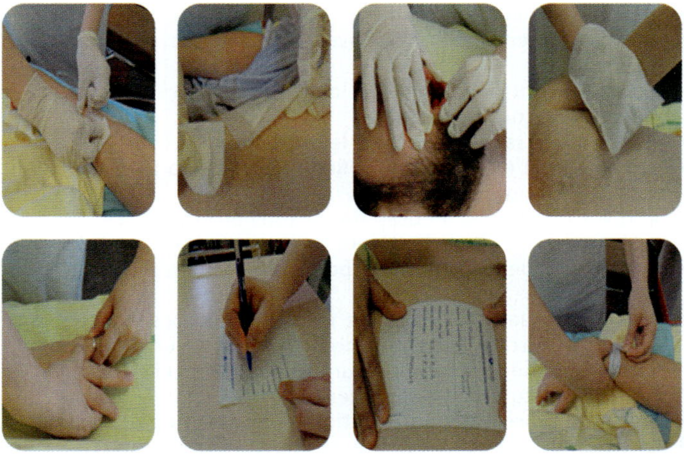

Source : 120 fiches pratiques aide-soignant. P. Delpierre, A. Ramé, 2022.

Aide à la prise des médicaments per os

Définition

« On entend par médicament à usage humain toute substance ou composition présentée comme possédant des propriétés curatives ou préventives à l'égard des maladies humaines, ainsi que toute substance ou composition pouvant être utilisée chez l'homme ou pouvant lui être administrée, en vue d'établir un diagnostic médical ou de restaurer, corriger ou modifier ses fonctions physiologiques en exerçant une action pharmacologique, immunologique ou métabolique. » Article L5111-1 du Code de la santé publique.

En résumé, un médicament c'est un produit qui peut soigner une maladie, la prévenir, aider à faire un diagnostic et qui peut modifier une fonction de l'organisme.

« Per os » est un terme latin signifiant « par la bouche ». C'est une des voies principales d'absorption des médicaments. Les autres voies d'admission étant la voie intraveineuse, la voie sous-cutanée, la voie intramusculaire, la voie rectale ou vaginale (suppositoires, ovules), la voie cutanée (pommades, crèmes), la voie nasale (aérosols), la voie transdermique (patchs), la voie sublinguale (sous la langue), la voie auriculaire (gouttes) et la voie oculaire (collyres).

Focus

Un médicament est composé de deux sortes de substances.

- Le principe actif (ou substance active) : c'est la molécule du médicament qui possède un effet thérapeutique désiré. Un même principe actif peut avoir plusieurs formes médicamenteuses et plusieurs noms commerciaux.
- Les excipients : ce sont des éléments, sans activité thérapeutique, qui entrent dans la fabrication d'un médicament. Ils assurent la liaison des différents composés médicamenteux, la conservation ou le goût, et ils servent à donner au médicament sa forme définitive. Les principaux excipients sont : la gélatine, l'amidon, le lactose, la glycérine, l'éthanol, l'aspartam, la lanoline, les huiles.

Pour pouvoir être commercialisé, un médicament doit obtenir une autorisation de mise sur le marché (AMM) délivrée par l'Agence nationale de sécurité du médicament et des produits de santé

(ANSM). L'AMM est la garantie que le médicament a une efficacité satisfaisante et reconnue, et qu'il ne présente pas de problème pour la sécurité et la santé des personnes.

La législation concernant la distribution des médicaments

Dans l'article R4311-5 du Code de la santé publique, qui concerne le rôle propre de l'infirmier, il est précisé que l'infirmier :
« Aide à la prise des médicaments présentés sous forme non injectable, assure la vérification de leur prise et la surveillance de leurs effets. »
L'article R4311-4 de ce même Code :
« Lorsque les actes accomplis et les soins dispensés relevant de son rôle propre sont dispensés dans un établissement ou un service à domicile à caractère sanitaire, social ou médico-social, l'infirmier ou l'infirmière peut, sous sa responsabilité, les assurer avec la collaboration d'aides-soignants, d'auxiliaires de puériculture ou d'accompagnants éducatifs et sociaux qu'il encadre et dans les limites respectives de la qualification reconnue à chacun du fait de sa formation.
L'infirmier ou l'infirmière peut également confier à l'aide-soignant ou l'auxiliaire de puériculture la réalisation, le cas échéant en dehors de sa présence, de soins courants de la vie quotidienne, définis comme des soins liés à un état de santé stabilisé ou à une pathologie chronique stabilisée et qui pourraient être réalisés par la personne elle-même si elle était autonome ou par un aidant. »
Cela concerne notamment la prise des médicaments pour des personnes présentant un état de santé stable ou une maladie chronique et qui pourrait les prendre elles-mêmes si elles étaient autonomes. Dans certains cas, les médicaments peuvent être distribués par les aides-soignants, l'infirmier conservant la responsabilité de cette distribution, notamment en maison de retraite, en EHPAD ou à domicile, où il est précisé qu'il s'agit d'un acte de la vie quotidienne. Sinon, c'est l'infirmier qui en assure la distribution.

Arrêté du 10 juin 2021 relatif à la formation conduisant au diplôme d'État d'aide-soignant — Bloc 2 – Module 4 :
« Notions de pharmacologie : les principales classes médicamenteuses, concept d'iatrogénie, modes d'administration des médicaments et conséquences de la prise sur l'organisme. »
« Prise ou aide à la prise de médicaments sous forme non injectable; application de crème et de pommade. »

Rôles des aides-soignants

L'aide-soignant participe à la surveillance de l'efficacité de certains traitements et à la surveillance de leurs effets secondaires. En voici une liste non exhaustive.

Les antibiotiques

Ce sont des médicaments qui ont pour action de détruire les bactéries (bactéricides) ou d'empêcher leur développement (bactériostatique).

Le but de ces traitements est d'aider le système immunitaire à lutter contre les infections bactériennes (ils n'ont pas d'efficacité sur les virus). Le rôle de l'aide-soignant sera de vérifier la bonne prise des traitements (de préférence, les antibiotiques sont donnés au milieu des repas), de contrôler la température corporelle, de noter la disparation des signes cliniques de l'infection (hyperthermie, sueurs, rougeur, douleur), de noter et de signaler l'apparition d'effets secondaires (allergie, diarrhée, vomissement). Après accord de la diététicienne, proposer des ferments lactiques dans l'alimentation afin de préserver la flore intestinale. L'aide-soignant surveillera l'hydratation de la personne à cause de l'hyperthermie.

Les antalgiques

Ce sont des médicaments destinés à diminuer ou à supprimer la douleur. Selon L'OMS, il existe trois paliers d'antalgique selon leur action sur le processus douloureux.

- Palier I : douleur faible ou modérée (Paracétamol®, Aspirine®, Ibuprofène®).
- Palier II : forte douleur (Codéine-paracétamol®, Tramadol®).
- Palier III : douleur extrême et rebelle aux antalgiques de palier II (Morphine®, Fentanyl®, Nalbuphine®).

Le rôle de l'aide-soignant est de vérifier la bonne prise des antalgiques per os, de quantifier la douleur à l'aide d'outils adaptés (EVA [échelle visuelle analogique], EN [échelle numérique]), d'observer les signes cliniques de la douleur (repli sur soi, visage douloureux, tachycardie, tachypnée...), de signaler l'efficacité du traitement (diminution ou disparition de la douleur) et de noter l'apparition d'effets secondaires, notamment pour les antalgiques de palier III (morphiniques).

- Allergie, vertige.
- Troubles digestifs (vomissement, diarrhée, constipation).
- Dépression respiratoire (bradypnée - Palier III).
- Rétention urinaire.
- Somnolence.
- Dépendance (antalgiques de paliers II et III).

Les anticoagulants

Ce sont des traitements dont le but est d'empêcher ou de retarder la formation de caillot sanguin (thrombus). Le sang est alors plus fluide et aura donc plus de risque de saigner en cas de blessure. Ils sont particulièrement indiqués en prévention ou en traitement des troubles thromboemboliques (thrombophlébite, accident vasculaire cérébral, embolie pulmonaire...). Les antiagrégants plaquettaires ont des effets proches de ceux des anticoagulants, mais avec des effets secondaires moins importants. Ils sont indiqués pour les personnes fragiles (personnes âgées) et celles pour qui les anticoagulants classiques (Héparine®, Calciparine®...) sont contre-indiqués.

Le rôle de l'aide-soignant est de repérer et de transmettre les signes de surdosage : épistaxis, hématurie, gingivorragie, hématomes ou ecchymoses spontanés.
L'aide-soignant doit prendre des précautions lors du rasage du visage et du corps (préparation préopératoire), il doit privilégier les rasoirs électriques plutôt que les rasoirs à mains et prendre des précautions lors du coupage des ongles (en cas de difficulté demander l'aide d'un professionnel en pédicurie).
Il faut comprimer plus longtemps les plaies et les piqûres des personnes sous anticoagulants, afin d'obtenir une coagulation efficace.

Les diurétiques

Ce sont des médicaments qui entraînent une augmentation de la production urinaire (augmentation de la diurèse) et de l'élimination des ions sodium. Ils sont principalement utilisés pour traiter l'hypertension artérielle, l'insuffisance cardiaque, les œdèmes ou pour relancer le fonctionnement rénal (greffe, insuffisance rénale aiguë).
Le rôle de l'aide-soignant est de contrôler la bonne prise des traitements per os, de contrôler et de transmettre précisément le volume urinaire (courbe de diurèse), de contrôler et transmettre la prise de la pression artérielle (attention au risque accru d'hypotension orthostatique), de surveiller la diminution des œdèmes (mesurés avec un mètre-ruban, pesée), de contrôler l'alimentation, notamment les apports en sel (le sel retient l'eau dans le corps), et de surveiller l'hydratation (bilan des entrées et des sorties).
Les principaux effets secondaires des traitements diurétiques sont la déshydratation, l'hyponatrémie, l'hypokaliémie, l'hypotension et l'insuffisance rénale. Ils sont surveillés grâce aux bilans sanguins et urinaires réalisés régulièrement afin de permettre d'adapter les posologies.

Les hypoglycémiants

Ce sont des médicaments qui ont le pouvoir de faire baisser le taux de sucre dans le sang (glycémie). Le seul hypoglycémiant naturel est l'insuline qui est sécrétée par les îlots de Langerhans du pancréas. Les autres produits utilisés sont des insulines recombinantes obtenues par génie génétique. Ce traitement est prescrit pour les personnes diabétiques qui sont en hyperglycémie et qui n'ont pas la possibilité de faire baisser leur taux de sucre dans le sang (ils sont insulino-requérants). Afin d'adapter la posologie du traitement, les malades ont un contrôle de leur glycémie plusieurs fois par jour par glucomètre (Dextrometer® : contrôle de la glycémie par captation capillaire – nouvelle compétence aide-soignante de l'arrêté du 10 juin 2021) (voir fiche 27).
Le rôle de l'aide-soignant est de contrôler la bonne prise des traitements per os (la plupart des traitements sont injectables en sous-cutanées), d'assurer la surveillance de la glycémie capillaire

en collaboration avec l'infirmier, de contrôler les régimes alimentaires pauvres en glucides (signaler à l'infirmier si le malade n'a pas correctement mangé avant que ce dernier ne fasse l'injection d'insuline : risque d'hypoglycémie. Prévoir des collations sucrées), de contrôler et transmettre le résultat des analyses des urines par bandelettes réactives, de surveiller l'absence de signes d'hypoglycémie (sueurs, vertiges, somnolence), et de contrôler l'absence d'effets secondaires : prise de poids, allergies cutanées, troubles digestifs.

Les anti-inflammatoires

Ce sont des médicaments qui permettent de réduire ou de supprimer les symptômes liés à un phénomène inflammatoire. Certains ont également une action sur la douleur et sur la fièvre. On distingue les anti-inflammatoires stéroïdiens à base de corticoïdes (Prednisone®) et les anti-inflammatoires non stéroïdiens (Ibuprofène®, Kétoprofène®). Ils sont indiqués pour certaines pathologies.

- Migraine, céphalées de tension, douleurs dentaires.
- Arthrose, rhumatisme (polyarthrite ankylosante, lombalgie).
- Entorses, élongations, tendinites.
- Règles douloureuses.

Le rôle de l'aide-soignant est de surveiller la bonne prise des médicaments per os, de surveiller les régimes contrôlés en sel, de signaler la présence de sucre et d'acétone dans les urines, de signaler les effets secondaires des traitements : les troubles digestifs (nausée, diarrhée, douleur ou brûlure d'estomac), hypertension artérielle, éruption cutanée, vertige, somnolence, aggravation d'une infection (ORL, respiratoire ou cutanée).

Rôles des aides-soignants dans le contrôle de la prise des traitements

Les traitements sont distribués aux malades par l'infirmier (sauf cas particulier, voir encadré de la rubrique « Focus » de cette fiche). Les traitements doivent conserver leurs opercules jusqu'au moment de la prise afin de permettre aux malades et aux soignants de reconnaître les traitements (certains médicaments une fois désoperculés ont la même présentation galénique).

Pour les personnes présentant des difficultés motrices, l'aide-soignant aide à la prise des traitements.

- Installer le malade en position demi-assise.
- Préparer un verre d'eau.
- Donner les médicaments un à un. Vérifier leur déglutition avant d'en proposer un autre.
- Une fois tous les médicaments absorbés, proposer un nouveau verre d'eau au malade pour assurer la bonne progression du traitement dans l'œsophage, puis dans l'estomac.

- Réinstaller le malade confortablement.
- Transmettre à l'infirmier la bonne prise du traitement et l'absence de problème (toux, difficulté pour avaler).

Vocabulaire médical

- Iatrogénie : désigne la majorité des effets indésirables qui sont provoqués par la prise d'un ou de plusieurs traitements.
- Épistaxis : saignement des fosses nasales.
- Hématurie : présence de sang dans les urines.
- Gingivorragie : saignement au niveau des gencives.
- Hypotension orthostatique : c'est une baisse excessive de la pression artérielle lors du passage de la position allongée à la position debout.
- Présentation galénique : c'est l'aspect final du médicament (comprimés, gélules, sachets).
- Insuline recombinante : c'est une insuline humaine obtenue par génie génétique (implantation d'un gène [portion d'ADN] dans une cellule hôte : la bactérie *Escherichia coli*). Celle-ci va produire de l'insuline grâce au gène supplémentaire intégré.

Apports visuels

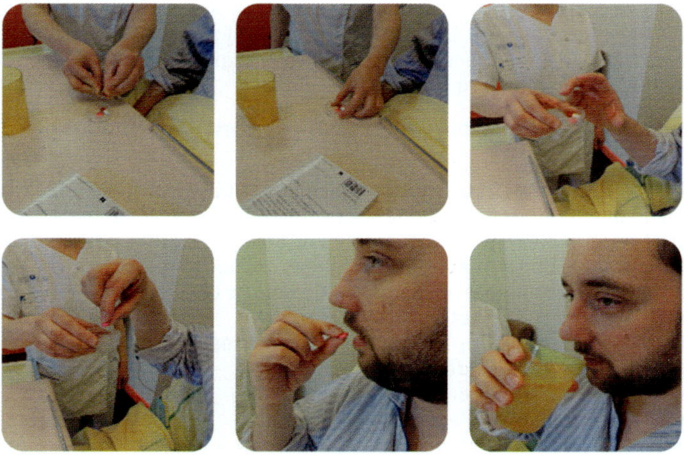

Source : 120 fiches pratiques aide-soignant. P. Delpierre, A. Ramé, 2022.

La prévention des chutes

Définition

La chute est définie habituellement comme l'action de tomber de manière involontaire, de perdre l'équilibre et d'être attiré vers le sol par son poids, sous l'effet de la pesanteur. *La chute est le plus souvent multifactorielle.*

- Les facteurs environnementaux : chambre ou pièce encombrée, manque d'espace pour se mouvoir, matériel traînant par terre (fils ou câbles électriques), tapis de sol glissants, sol mouillé, éclairage insuffisant, éléments rangés en hauteur et non accessibles.
- Les facteurs physiques et psychologiques : troubles de l'équilibre (vertiges), faiblesse musculaire, fatigue, baisse de l'acuité visuelle, douleurs articulaires, douleurs chroniques, maladies neurologiques (maladie de Parkinson, agitations, démences), syndrome post-chute.
- Les facteurs intrinsèques et extrinsèques : la prise de certains médicaments (neuroleptiques, psychotropes), la dénutrition, le surpoids, la consommation excessive d'alcool, le matériel de soins invalidant (perfusion, sonde vésicale), les vêtements trop longs, un mauvais chaussage, les lacets défaits.

Un même individu peut cumuler plusieurs facteurs de risque, c'est notamment le cas des personnes âgées. Le rôle des soignants va donc consister à repérer et à évaluer ces facteurs de risque afin d'y apporter une solution préventive adaptée et efficace.

À l'hôpital, la chute relève souvent d'une mauvaise évaluation des risques et d'un manque de surveillance ou d'anticipation. Devant tout patient à risque de chute, il est important de mettre en place une réflexion d'équipe afin de trouver les meilleurs moyens préventifs à mettre en place : éducation, adaptation de l'environnement et du matériel, surveillance, contention éventuelle.

Focus

La contention n'est pas toujours le meilleur moyen pour éviter les chutes. Elle ne doit être envisagée par les soignants que lorsque tous les autres moyens ont été envisagés et qu'ils ont montré leur inefficacité.

Les contentions physiques empêchent le plus souvent les chutes, mais elles sont également la conséquence de nombreux inconvénients tels que la grabatisation, les altérations des téguments (dont les escarres), l'incontinence, la constipation, la dénutrition, la déshydratation et une majoration des états psychologiques instables.

Repérage des personnes à risque

Pour toute personne de plus de 65 ans, il faut rechercher la notion de chutes antérieures, notamment quand ces personnes présentent des facteurs de risque énoncés précédemment. Plus de la moitié des personnes ayant déjà chuté présente un risque de récidive de chute. Les chutes sont les causes les plus fréquentes de décès chez les personnes âgées (entre 4000 et 4500 décès chaque année – source Axa).
Il existe des tests facilement réalisables qui permettent de repérer et de classer les personnes âgées à risque de chute. C'est notamment le cas de la chaise chronométrée ou *Time Up and Go* (TUG) en anglais.

Déroulement du test

Ce test est un instrument clinique qui permet de mesurer la mobilité de base des personnes âgées : se lever d'une chaise, marcher, se retourner et se rasseoir.

Le matériel

- Une chaise avec un accoudoir.
- Un chronomètre.
- Un parcours balisé qui se termine par un trait au sol (marqué par un ruban adhésif).

Le déroulement du test

Le déroulé du test est expliqué à la personne âgée. Éventuellement, un premier test « à blanc » peut être réalisé pour familiariser la personne et vérifier qu'elle a bien compris les consignes (une période de repos est ensuite nécessaire avant de réaliser l'évaluation finale).
En position initiale, la personne âgée est assise au fond de la chaise, les pieds au sol. Elle porte ses chaussures habituelles et ses aides techniques usuelles (canne par exemple). Elle ne bénéficie d'aucune autre aide extérieure. Les bras sont posés sur les accoudoirs et l'aide technique éventuelle est à portée de main.
Au signal de la personne qui effectue le test et qui enclenche le chronomètre, la personne âgée se lève et marche à sa vitesse jusqu'à la marque tracée au sol et qui se trouve à 3 m de la chaise.

Ensuite, elle se retourne et revient s'asseoir sur la chaise. La personne est libre ou non d'utiliser les accoudoirs.
Quand la personne est assise et adossée à la chaise, le chronomètre est arrêté.

Interprétation des résultats

Le temps du parcours est mesuré en secondes. Si le test est égal ou inférieur à 14 secondes, il est positif. La personne ne présente pas, a priori de risque de chute.
Lorsque le résultat du test est supérieur à 14 secondes ou si la personne n'a pas pu se lever seule de sa chaise (ou qu'elle a du mal à se rasseoir), il est négatif. La personne présente un risque de chute, d'autant plus si elle a des antécédents de chute.

La prévention des chutes (au domicile ou à l'hôpital)

Les patients à risque élevé de chute

Il va falloir agir sur les facteurs de risque qui ont été identifiés.
Les pièces de vie (ou la chambre) doivent être rangées et les objets pouvant intervenir dans une chute (fils électriques, tapis) doivent être sécurisés. L'environnement proche de la personne doit être organisé de telle sorte que cette dernière puisse se mouvoir sans risque (barres de maintien, chaise permettant de faire une pause). L'éclairage doit être suffisant pour visualiser les obstacles et les marches d'escalier. Les ustensiles nécessaires à la personne doivent être rangés et à portée de main, sans aide (escabeau, chaise).
Une rééducation doit être proposée pour les personnes ayant des troubles de la mobilité et de l'équilibre (ergothérapie, kinésithérapie).
Il faut revoir le dosage et la pertinence de certains traitements et l'observance de ces derniers (respect des posologies, absence de rupture dans les traitements).
Il faut avoir une action sur l'alimentation de la personne en prévenant toute dénutrition et en apportant des apports protéinés complémentaires (fiches d'ingesta).
Les personnes porteuses de matériels de soins invalidants seront aidées dans leurs déplacements et dans leurs mobilisations.
Les vêtements et le chaussage seront adaptés à la morphologie de la personne et à ses capacités physiques (vêtements permettant les mouvements, à la bonne taille et qui ne glissent pas sur les hanches, chaussures sans lacets, à fermeture Velcro et avec une semelle antidérapante).
Un contrôle de l'acuité visuelle doit être effectué afin de corriger les problèmes de vue éventuels.

Une nouvelle évaluation sera réalisée au bout de quelques semaines pour mesurer si les actions ont été efficaces et pour encourager la personne à poursuivre ses actions préventives.

Les patients à risque modéré de chute

Une évaluation approfondie des risques de chute n'est pas nécessaire, mais il est important de faire un point avec la personne sur ses problèmes physiques éventuels (douleurs, problèmes de mobilité), sur l'observance de la prise de ses traitements (et sur leurs éventuels effets secondaires). Une surveillance régulière du poids permet de contrôler l'efficacité des apports alimentaires. Des séances de kinésithérapie ou la pratique d'activités physiques douces (marche, piscine) peuvent permettre un renforcement musculaire et une diminution des douleurs.
La surveillance de l'environnement doit être effectuée pour repérer et corriger les risques de chutes éventuels. Des consultations d'ophtalmologie doivent être programmées tous les ans pour contrôler l'efficacité de l'acuité visuelle et traiter tout problème de vue (adaptation des lunettes de vue par exemple).

Les contentions physiques passives

Les personnes concernées par les aides à la contention sont des personnes à risque élevé de chute, quels que soient leur âge et leurs pathologies, pouvant mettre en danger leur intégrité physique et psychologique.
Les contentions physiques « passives » se caractérisent « par l'utilisation de tous moyens ou méthodes, matériels ou vêtements homologués qui empêchent ou limitent les capacités de mobilisation volontaire de tout ou d'une partie du corps dans le seul but d'obtenir de la sécurité pour un patient qui présente un comportement estimé dangereux ou inadapté » (source : ANAES [Agence nationale d'accréditation et d'évaluation en santé]).
En dehors d'une situation d'urgence, la pose d'une contention physique relève toujours d'une prescription médicale, après concertation avec l'équipe soignante. Dans la mesure du possible, la contention doit être mise en place avec le consentement du malade et/ou de sa famille dûment informée. L'information portera sur les objectifs de la contention, les moyens ou les matériels utilisés et sur la durée prévisible de la contention.
Le recours à la contention physique n'est jamais un geste anodin. Il doit être envisagé lorsque les soignants ont épuisé tous les autres moyens de protection et lorsque la sécurité de la personne est mise en jeu.
Il faut également que les soignants soient conscients des risques de complications en lien avec la méthode de contention choisie (voir plus bas « Prévention des risques »).

Afin de limiter les dangers et les conséquences de la contention physique, il convient d'y avoir recours le moins souvent et le moins longtemps possible.

Il existe plusieurs sortes de contentions physiques utilisées dans les unités de soins.

- Les barrières de contention des lits de soin : elles sont mises en place pour des patients à risque de chute qui sont conscients et coopérants. Pour des patients agités et/ou déments, qui ont conservé leur mobilité, cette méthode de contention n'est pas adaptée, car elle offre la possibilité au malade d'enjamber ses barrières et de tomber d'une hauteur plus élevée.
- Les attache-poignets : ils sont proposés pour des personnes alitées ou mise au fauteuil qui présentent le risque d'arracher le matériel médical dont elles sont porteuses. C'est une méthode restrictive souvent mal vécue par les patients et leur famille.
- Les gilets et les sangles thoraciques et abdominales : ils ont l'avantage de conserver à la personne l'usage de leurs mains.
- Les sièges gériatriques : ce sont des matériels adaptés à la personne âgée avec risque de chute. Ils sont souvent munis de tablettes amovibles que l'on peut bloquer, et d'une inclinaison qui empêche la personne de se lever. Ils laissent une sensation de plus grande liberté tout en assurant la sécurité de la personne.

Tout autre moyen non conventionné de contention physique (draps, alèses, vêtements) est dangereux et formellement interdit. Il peut faire l'objet d'un recours en justice en cas de conséquences graves pour la personne (aggravation d'un état physique ou psychologique, décès).

Prévention des risques

L'usage d'une contention physique sur une durée prolongée peut être responsable d'un certain nombre de complications.

- Altération des téguments (plaie de frottement, hématomes).
- Escarres au niveau des points d'appui ou au niveau des contentions.
- Incontinences mictionnelles et fécales.
- Risque accru d'infections nosocomiales.
- Encombrements bronchiques.
- Aggravation d'un état confusionnel ou d'une agitation.
- Syndrome d'immobilisation : contractures, fausse route, sarcopénie (diminution progressive de la masse et de la force musculaire), troubles trophiques, perte d'appétit (dénutrition, déshydratation).
- Perte d'autonomie.
- Blessures graves.
- Décès par strangulation ou asphyxie.

Apports visuels

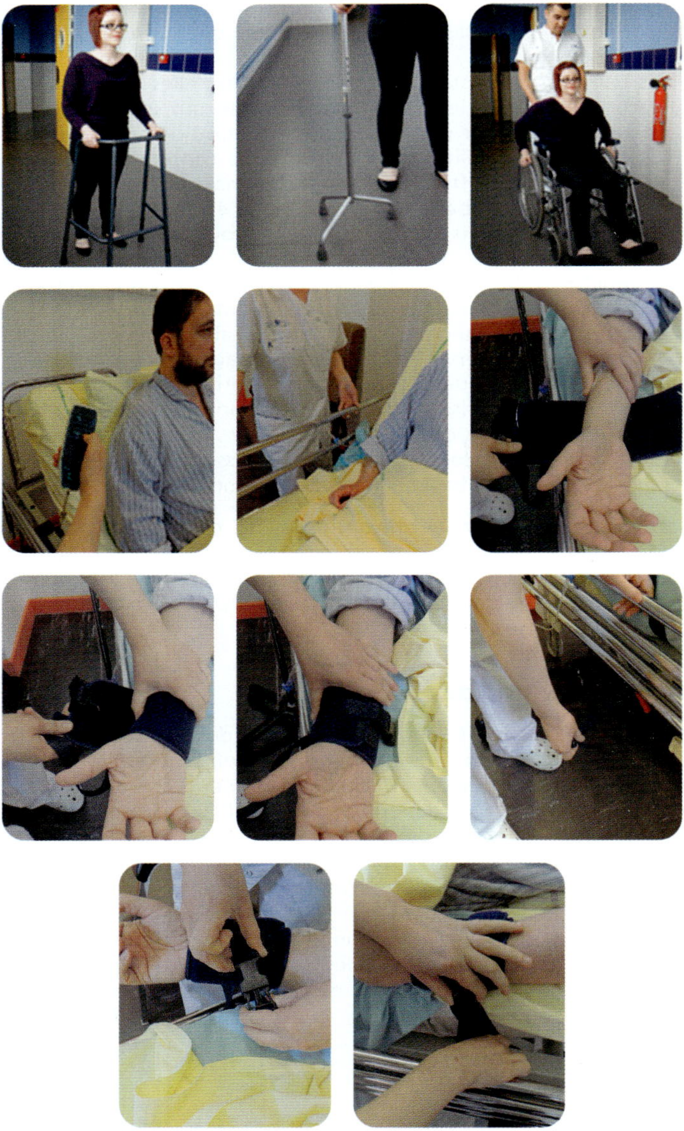

Source : 120 fiches pratiques aide-soignant. P. Delpierre, A. Ramé, 2022.

La prévention des attitudes vicieuses

Définition

Une attitude ou une position est dite vicieuse lorsqu'un segment du corps n'est pas dans une position ou un alignement anatomique normal (articulation d'un membre ou rachis).
Une mauvaise position corporelle, en position allongée, peut entraîner des complications trophiques (escarre), musculaire (ankylose) ou articulaire (équinisme).
Elle peut également être responsable de complications respiratoires à type d'encombrements.
La prévention des attitudes vicieuses a pour objectif de garantir au malade une posture adéquate et le bon fonctionnement de ses articulations et de ses organes.

- Prévenir les mauvaises positions et l'ankylose.
- Assurer la sécurité du malade au lit et au fauteuil.
- Installer la personne dans une position anatomique confortable qu'elle pourra maintenir.

Indications.

- Les patients alités de manière prolongée quelle qu'en soit la cause : coma, chirurgie, sédation.
- Les personnes dépendantes et/ou à mobilité réduite : hémiplégie, paraplégie, grabatisation.
- Les personnes très asthéniques : maladies infectieuses (VIH, Covid-19) ou tumorales (cancers), maladies auto-immunes (polyarthrite rhumatoïde, sclérose en plaques).
- Les maladies mentales : dépression, anxiété grave.
- Les personnes en fin de vie.

Préalable au soin

Avant d'installer le malade, l'aide-soignant doit se renseigner sur les pathologies et les handicaps éventuels de la personne, ainsi que sur son degré de participation et de compréhension des soins.
Il doit prendre connaissance des prescriptions concernant les positions du malade dans le lit ou au fauteuil et sur les éventuelles contre-indications.
Il doit planifier l'installation du malade en fonction de l'activité des autres professionnels de santé (infirmier, kinésithérapeute,

ergothérapeute...) et prévoir le soin en collaboration avec eux : installation de la personne après une séance de kiné au lit ou après la réalisation d'un pansement.
Avant d'installer le malade, il faut s'assurer que le matériel de soins (perfusion, sondes) ne va pas gêner l'installation.
Avant d'effectuer l'installation d'un malade, l'environnement doit être propre et rangé.
L'installation de la personne s'effectue généralement après la toilette sur un patient propre et habillé. L'environnement sera aménagé de telle sorte que le malade puisse avoir accès facilement à ses affaires personnelles, à la sonnette d'appel et aux boissons.
Quelle que soit l'installation anatomique prévue, elle ne pourra pas être maintenue plus de 2 heures. Il faut donc envisager une réinstallation après ce laps de temps (prévoir une fiche de changement de position).

Préparation du matériel

- Un fauteuil nettoyé et désinfecté.
- Des oreillers et des coussins.
- Un matériel anti-équin.
- Des alèses des draps propres.
- Une balle en mousse ou des compresses maintenues en boule par de l'Elastoplast®.
- Un cerceau.
- Une solution hydroalcoolique.

Déroulement du soin

- Frapper à la porte de la chambre et entrer à l'invitation du malade.
- Allumer le témoin de présence de la chambre.
- Effectuer un effleurage hydroalcoolique des mains.
- Mobiliser le patient en employant les techniques de mobilisation adaptées. En cas de besoin, la mobilisation et l'installation du malade s'effectueront avec l'aide d'autres soignants.
- Utiliser les aides techniques à la mobilisation pour les patients difficiles à mobiliser (draps de glisse, verticalisateur, lève-malade…).
- S'assurer de la participation et de la collaboration du malade à la mobilisation et à l'installation.
- Profiter des changements de position pour réaliser des mouvements « passifs » afin de mobiliser les articulations du malade (cou, coude, mains, genou, cheville), si la personne ne peut pas l'effectuer elle-même.
- Sinon, encourager la personne à le faire. Cela évitera l'ankylose des articulations et les douleurs qu'elle engendre.

- La position anatomique dans laquelle sera installé le malade dépend de sa pathologie et de ses possibilités physiques.
- Quelle que soit la position choisie, l'équinisme sera prévenu en utilisant des bottes anti-équin ou en mettant des coussins afin de bloquer l'articulation de la cheville en position anatomique (pied perpendiculaire au matelas) pour les malades asthéniques, comateux ou sédatés.
- Mettre un cerceau pour éviter que le poids du drap et de la couverture n'appuie pas sur les orteils (risque d'escarre).
- Pour éviter la rétraction des doigts, mettre une balle en mousse (ou des compresses enroulées d'Elastoplast®) dans la paume des mains des hémiplégiques des tétraplégiques ou des comateux, la main paralysée reposant sur un coussin ou sur un oreiller (voir illustrations).
- Au fauteuil, le malade sera installé avec des coussins et des oreillers sous les bras. Le fauteuil sera incliné en légère position déclive pour que le patient soit bien dans le fond de son fauteuil. Les pieds sont posés sur un siège bas avec un oreiller ou un coussin sous les talons.
- Les affaires personnelles et la sonnette d'appel seront installées du côté de la meilleure préhension du malade, une fois que celui-ci est correctement installé.
- Avant de quitter la chambre, vérifier que la position est bien supportée par le malade et qu'il est en sécurité. Vérifier qu'il n'a besoin de rien.
- Éteindre le témoin de présence de la chambre.
- Effectuer une friction hydroalcoolique des mains.
- Effectuer les transmissions oralement à l'infirmier et par écrit dans le dossier de soins.
- Remplir la fiche de position du malade en indiquant : l'heure de l'installation, le nom du soignant et la position dans laquelle la personne a été installée.

Prévention des risques

Lors de mobilisation des malades et des installations au fauteuil, il existe toujours des risques dont les principaux sont : la chute, le malaise vagal (passage de la position allongée à la position debout [hypotension orthostatique]) et la désadaptation du matériel médical dont le malade est porteur (perfusion, sondes).

Pour prévenir cela, il est nécessaire, chaque fois que cela est possible, d'effectuer les mobilisations lit-fauteuil à deux soignants, et d'utiliser les aides à la mobilisation lorsque le soignant est seul pour réaliser le soin (lève-malade par exemple).

Vocabulaire médical

- Ankylose : limitation ou impossibilité de mobiliser une articulation habituellement mobile. L'articulation est raide et présente un blocage articulaire.
- Équinisme : c'est une position anormale, en extension, du pied par rapport à la jambe (un peu comme le pied d'une danseuse sur la pointe des pieds) que l'on observe dans certaines paralysies, dans la rétraction du tendon d'Achille ou dans des séquelles de fracture.
- Maladies auto-immunes : elles résultent d'un dysfonctionnement du système immunitaire qui s'attaque à ses propres cellules saines (sclérose en plaques, vitiligo, lupus).
- Polyarthrite rhumatoïde : c'est une maladie auto-immune se caractérisant par une inflammation chronique des articulations et qui évolue par poussées.
- Sclérose en plaques : c'est une maladie auto-immune qui touche le système nerveux central et qui provoque des perturbations motrices, sensitives et cognitives.

Apports visuels

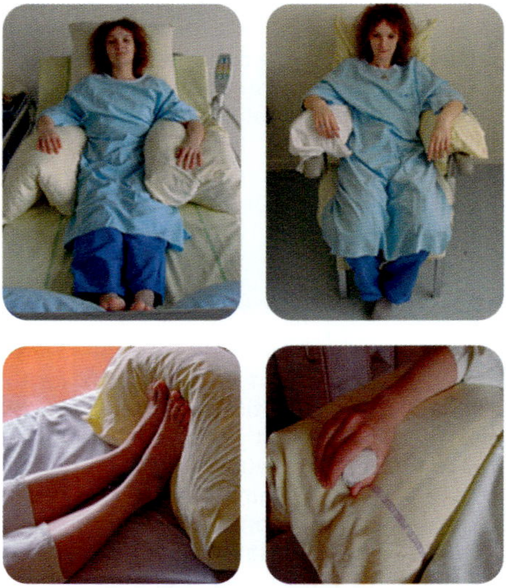

Source : 120 fiches pratiques aide-soignant. P. Delpierre, A. Ramé, 2022.

Elsevier Masson SAS
65, rue Camille-Desmoulins,
92442 Issy-les-Moulineaux Cedex

Dépôt Légal : janvier 2024

Composition : Straive

Imprimé en Pologne par Dimograf